Sibylle Knauss

Der Gott der letzten Tage

Roman

KLÖPFER&MEYER

Die Gegenwart entfernt sich mit Lichtgeschwindigkeit von uns. Was Gegenwart ist, hängt vom Standort des Betrachters im Kosmos ab. Siebenundsiebzig Lichtjahre von hier ist 1940. Deutschland hat Frankreich besetzt. Deutsche Soldaten sind ganz besoffen vom Siegen und Savoir vivre. Sie haben nichts anderes im Sinn als die Bräute zu Hause mit süßen Französinnen zu betrügen. Sie fühlen, das steht ihnen zu. Und Cognac. Und die Quartiere in Schlössern und Landhäusern. Siebenundsiebzig Lichtjahre von hier entfernt tanzen die Offiziere noch, bevor sie wenig später an die Ostfront geschickt werden und dort fallen. Ihr letzter Augenblick schießt mit Lichtgeschwindigkeit in den Raum und wird dort immerzu stattfinden. Vergangenes vergeht nicht. Zweitausendsiebzehn Lichtjahre von hier entfernt findet eben das Ereignis statt, auf das sich unsere Zeitrechnung gründet: Christi Geburt. Damit tritt auch Gott seine Reise durch die Raumzeit an, unaufhaltsam und mit Lichtgeschwindigkeit. Darin nicht unterschieden von uns, deren ewiges Leben auch ohne ihn ganz außer Frage steht. Und wenn wir nicht so versessen auf unsere Körper und standortgebunden an unseren Planeten wären, wüssten wir es längst: dass alle unsere Gegenwarten, jede einzelne davon, für immer auf ihrer Reise durch die Raumzeit sind, ewig, auf den Flügeln des Lichts, über die Grenzen der Galaxie hinausschießen und niemals irgendwo ankommen. Kein Glaube, keine Esoterik, nur ein wenig Relativitätstheorie, und schon ist das ewige Leben uns garantiert.

Aber ist das die Unsterblichkeit, die wir ersehnen? All diese vielen Momentaufnahmen unseres Lebens, die durch das All schießen und niemals aufhören, davon zu zeugen, was war, als wir gewesen sind? Von all dem Großartigen, Schönen, Peinlichen, Banalen …? Und dem so sorgfältig an heimlicher Stelle Verborgenen, das man das Böse nennt? Ungelöscht und unlöschbar? Alles, was jemals war? Als habe jemand in jedem Moment unseres Lebens auf »Senden« gedrückt. Unsere Daten vollkommen ungeschützt im kosmischen Cyberspace. Unverschlüsselt. Daran haben wir nicht gedacht, als wir unser Leben da hineinschrieben. Möglicherweise ist ja auch niemand da, der uns liest. Doch allein, dass es sie gibt, diese Cloud, die den Kosmos umfasst und in der das, was wir die Cloud nennen, nur ein Staubkorn ist, kann schon ganz schön beunruhigend sein. Wenn das so ist – und es ist so – dann gnade uns Gott.

Drei Tage, nachdem er gestorben war, wachte er wieder auf. Es war sonst nicht ganz wie bei Jesus. Kein Kreuz. Keine Grabkammer. Kein Engel, der einen Stein hinwegwälzte. Keine fassungslosen Frauen. Sondern er lag im Krankenhaus. Auch konnte er sich nicht erheben, um seine Auferstehung zu begehen. Sein Körper fühlte sich an, als hätte er selber den Stein gewälzt, seine Glieder zerschlagen, schmerzend, ohne jede Kraft. Er versuchte den Kopf zu wenden, wurde aber durch etwas, das in seinem Hals feststeckte, daran gehindert. Er wollte mit einer Hand ertasten, was es war, doch auch seine Hände gehorchten ihm nicht. Man hatte sie rechts und links von seinem Körper am Bettgestell festgebunden, so schien es ihm. Er wollte rufen, brachte aber nur ein seltsames Krächzen hervor. Gegenüber erkannte er eine Uhr an der Wand, die ein paar Minuten nach zwölf zeigte. Er schloss die Augen, das war alles zu viel für ihn, und als er sie wieder öffnete, war der Zeiger weitergewandert. Es war also die Zeit und nicht die Ewigkeit, in der er sich befand.

Er ist aufgewacht, hörte er jemanden sagen. Er aber wünschte sich dahin zurück, von wo er gekommen war.

Nach Hause. Er meinte eben noch dort gewesen zu sein. In seiner Wohnung, wo er gewartet hatte. Auf wen? Er wusste es nicht mehr. Wie konnte das alles so schnell, in einem Moment, geschehen sein? Wer hatte ihn abgeholt? Wie war er hierher gekommen? Wer hatte ihm das hier angetan? Er konnte sich nicht erinnern, eingewilligt zu haben.

Hören Sie mich? Grelles Licht traf seine Augen und erlosch wieder. Sie sind seit drei Tagen hier. Wir kümmern uns um Sie.

Seine Brust dehnte sich, hob sich und sank wieder. Aber das war nicht sein Atem, von dem seine Brust sich hob. Es war unheimlich. Er tat nichts, hielt die Luft an, und trotzdem fuhr sie in ihn hinein wie ein Windstoß, der durch die Bäume fegt, ohne dass sich ein Blatt rührt. Er riss seine Augen auf, versuchte gegen diesen Spuk anzugehen, indem er tief Luft holte.

Nein, lassen Sie das! Atmen Sie ganz ruhig mit der Maschine! Verstehen Sie? Das ist das Beatmungsgerät.

Ein Gesicht schob sich in sein Gesichtsfeld, beugte sich über ihn. Ein junger Arzt.

Die Maschine übernimmt das Atmen für Sie, bis Sie es selbst wieder können. Haben Sie keine Angst. Sie kriegen genug Luft. Dafür sorgt die Maschine. Er öffnete den Mund.

Nein, Sie können nicht sprechen. Er verstand nach und nach, was der Arzt ihm erklärte. Der Schlauch, der ihm Luft in die Lunge blies, führte durch den Schnitt im Hals direkt in die Luftröhre. Warum, fragte er tonlos. Er begriff: Sie wollten ihn wach. Wenn der Schlauch durch den Schlund führt, wird er im Wachzustand nicht toleriert und löst einen Würgereflex aus. Also entweder künstliches Koma oder Luftröhrenschnitt und ein Tracheostoma.

Damit Sie bei Bewusstsein sind und möglichst bald wieder selbst atmen.

Er wollte aber sein Bewusstsein nicht. Es war ein Bewusstsein von Pein, Hilflosigkeit und großer Angst. Er versuchte, sich Klarheit zu verschaffen über das, was hier mit ihm geschah, tauchte aber immer wieder in Phasen der Bewusstlosigkeit ab, denn da waren noch Reste von Sedativa in seinem Blut. Jedes Mal, wenn er daraus auftauchte, überkam ihn etwas wie Heimweh. Er wollte jetzt wirklich nach Hause in sein Bett. Er dachte daran, dass sein Bruder wahrscheinlich schon schlafen gegangen war. Er sah den kleinen Raum vor sich, die beiden Betten an jeder Wand, das Regal mit Büchern und Noten, den schmalen Schrank mit dem Vorhang. Plötzlich erschrak er. Das Zimmer gab es ja gar nicht mehr. Das Haus war längst verkauft, seine Eltern tot. Wohin sollte er gehen, wenn man ihn aus dem Krankenhaus entließ? Ihm fiel ein, dass er sechsundsechzig war, viel zu alt, um im Kinderzimmer zu schlafen. Er versuchte, sich zu erinnern, was seither mit ihm geschehen war. Aber eine bleischwere Müdigkeit hinderte ihn daran, damit weiterzukommen.

Er weiß, dass er unbedingt aufstehen muss. Im Raum ist es kalt. Es ist Winter. Die Schlafzimmer der Kinder werden nicht geheizt. Zu teuer. Man muss sparen. Gott belohnt die Sparsamen. Er weiß, was wir benötigen. Andere Kinder bekommen zu Weihnachten eine elektrische Eisenbahn. Für uns genügt ein Paar wollene Strümpfe, wie Tante Anna sie strickt. Tante Anna wohnt bei uns. Sie hat ein Zimmer für sich. Das hat außer ihr niemand in der Familie. Sie gibt ihre Rente den Eltern und behält nur zehn Mark für sich, von denen sie Wolle und Nähzeug kauft. Sie näht und flickt für uns. Dafür hat sie Kost und Logis und darf zu uns gehören. Nicht, dass wir sie nicht lieben würden. Gesetzt den Fall, dass sie das von uns erwartete. Doch das erwartet sie nicht, sie ist einfach da. Niemand wird von ihr umarmt, und niemand würde darauf kommen, sie zu umarmen. Aber sie betet für uns, und wir beten natürlich für sie. Alle Gefühle in unserem Haus nehmen den Weg über Jesus. Das kommt uns nicht wie ein Umweg vor. Gott ist bei uns. Jesus ist unser Gast, wenn wir uns zu Tisch setzen. Alles, was wir haben, ist Gabe. Besonders das Essen auf unserem Tisch. Unser Hunger soll maßvoll sein. Es gibt von allem immer ein wenig zu wenig. Deshalb fühlt sich der Hunger wie Sünde an. Zweifeln wir etwa daran, dass Gottes

Gabe genügt? Wir überwachen einander streng und hierarchisch. Die zwei älteren Brüder überwachen die zwei jüngeren, die sich jeweils gegenseitig überwachen, dass niemand zu viel bekommt. Unsere Mutter überwacht uns alle vier, dass keiner zu wenig hat, und unser Vater bewacht den ganzen Tisch nach seiner Maßgabe. Die Tante senkt den Kopf, wenn ihr Teller dran ist. Ich brauche nicht viel, sagt sie beschämt, und wir alle erkennen darin ihre Gottesfurcht. Wir sind froh, dass wir mit Jesus einen Gast haben, der gar nichts braucht. Denn wir müssen für unser Haus sparen, das abbezahlt werden muss. Unser Vater ist Lehrer und trägt mit uns und dem Haus, das er für uns gebaut hat, eine schwere Last. Immer wieder muss er uns das sagen. Denn wir begreifen schwer. Das Haus ist doch unser Haus. Vor allem ihm, dem jüngsten Sohn, kommt es so vor, als ob es das von allem Anbeginn an gewesen ist und immer sein wird. Wie das Essen auf dem Tisch und die Schuhe und Hosen, die er trägt, nachdem drei Brüder sie trugen, kommt es direkt von Gott. Denn der Herr ist unser Hirte. Uns wird nichts mangeln. Und wir werden bleiben im Hause des Herrn immerdar.

Er weiß, dass etwas nicht stimmt mit ihm. Die schwere Müdigkeit, die ihn beherrscht, ist ein Laster, das überwunden werden muss. Ist heute Sonntag? Man muss in die Kirche gehen. Er hört die Glocken und liegt noch immer im Bett. Seine Mutter wird wütend sein. Wahrscheinlich sind schon alle fertig und warten auf ihn. Plötzlich durchfährt ihn das Entsetzen. Er ist ja gar kein Kind mehr, er ist ja der Pfarrer! Der Gottesdienst kann ohne ihn gar nicht stattfinden. Er springt aus dem Bett und reißt seinen Talar aus dem Kleiderschrank, den er über den Schlafanzug wirft. Auf der Treppe nach unten merkt er, dass keiner mehr da ist. Sie sind schon gegangen. Er rennt. Er rennt durch die Straßen. Der Talar behindert seine Schritte, indem er sich um seine Beine wickelt. Er kommt nicht voran. Er weiß, er wird zu spät kommen. Der Glockenklang ist längst verhallt. Aber da ist ein anderer Ton, der aus dem Kircheninneren dringt. Ein dumpfer anschwellender Ton. Nicht Orgel, nicht Choralgesang. Es gleicht eher einem Stöhnen aus vielen Kehlen. Oh ja! Oh ja, lieber Heiland! Dann einzelne Stimmen, ekstatisch flehend, die sich über den Chor erheben und ihn für kurze Zeit zum Schweigen bringen, und wieder: Oh ja, lieber Heiland! Oh ja! Die brünstig-inbrünstigen Gebete der Frommen. Er muss ihnen Einhalt gebieten. Er stürmt in die Kirche, eilt durch den Mittelgang, nimmt vor dem Altar Aufstellung und breitet die Arme aus. Amen, ruft er. Amen, Amen! So wie es die Ältesten der Gemeinde tun, wenn sich die Beter vom Geist verführen lassen und niemand wissen kann, ob es der Heilige Geist ist, der sie verführt. Zungenrede ist eine Gabe, doch Gott allein weiß, was dabei herauskommt. Alles, was nicht mit Maß geschieht, kann auch dem bösen Widersacher Tor und Tür öffnen. Amen, ruft er gebieterisch. Amen, Amen! Stille tritt ein. Entsetzliche Stille. Die Gläubigen sehen ihm entgegen. Die Münder stehen noch offen. Jetzt ist er an der Reihe. Jetzt warten sie auf seine Predigt. Und ihm fällt ein, dass er keine Ahnung hat, was er sagen will. Er weiß nicht einmal den Bibeltext, über den er predigen soll. In seinem Kopf ist es ganz leer bis auf die Panik, die ihn befällt. Und er sieht, wie sie sich nacheinander erheben und empört murmelnd hinausgehen. Die Kirche leert sich, und er bleibt allein zurück. Herr, hilf mir, sagt er verzweifelt. Doch auch Gott ist gegangen. Auch Gott ist empört über ihn. Und er weiß ja: mit Recht. Er hat den Ärger verdient, den Gott mit ihm hat. Seine Strafe für Müdigkeit, schlecht vorbereitete Predigt und Zuspätkommen … Auf halbem Weg zwischen Träumen und Wachen erkennt er den Angsttraum, der ihn ein Leben lang begleitet und heimgesucht hat. Die Angst des Pfarrers vor der sich leerenden Kirche.

Er fühlt etwas Ungewohntes. Er fühlt sich nackt, öffnet die Augen und sieht, dass es der Fall ist. Sie haben seinen Leib aufgedeckt und machen sich an ihm zu schaffen. Zwei Frauen. Er fühlt ihre Hände über seinen Leib gleiten. Er sieht an sich hinab, sieht seine Brust, die vorstehenden Rippen, den mageren Bauch, eine Mulde zwischen Hüftknochen und Schambein, den Penis, klein und schutzlos wie ein Tier, das sich im Nest seiner Schamhaare schlafen gelegt hat, den Katheter, der aus ihm herausführt, er sieht seine Beine, lang und dünn, die Füße weit weg, versucht sie zu sich heranzuziehen, merkt aber, dass er so wenig Gewalt über sie hat wie über seine Arme.

Die Frauen sind überaus freundlich. Wir waschen Sie, sagen sie.

Sie sind jung. Es ist lange her, dass die Hände einer jungen Frau über seinen Körper geglitten sind. Ungläubig sieht er, wie sie seinen schlafenden Penis anheben, um sein Scrotum und seinen Anus darunter zu reinigen. Sie machen es sanft, dass das schlafende Tier nicht erwacht. Lass es dir gefallen, sagt er sich, lass es dir einfach gefallen. Er lächelt, sagt eine der jungen Frauen zur anderen. Gefällt Ihnen das, fragt sie, als sie ihm die Beine eincremt. Er versucht zu nicken. Dann mit sanfter Massage den Bauch, die Brust und den Rücken, wozu sie ihn seitwärts drehen, was nicht ohne Schmerz in seiner Brust möglich ist. Biblisches fällt ihm ein. Sie salben mich, denkt er. Sie sind mit Spezereien zu mir gekommen. Ein Wort, das es nicht mehr gibt. Myrrhe. Weihrauch. Aloe, was immer das ist. Hundert Pfund davon, mit denen sie den Leichnam Jesu behandelten. Wollten ihn offenbar mumifizieren. Dabei war das Zeug damals teuer. Verschwendung für die drei Tage bis zur

Auferstehung. Ärgerlich. Hätten das Geld den Armen geben sollen. Verschwendung ärgert ihn immer. Auch im Johannesevangelium. Doch eingecremt werden, das lässt er sich gefallen. Danach hüllen die Frauen ihn, immer noch ganz im Biblischen bleibend, in weiße Tücher ein. Das Krankenhaushemd, hinten offen, das letzte Kleidungsstück, das er noch tragen wird, und das doppelte Tuch, das sie über ihn breiten.

Wie Jesus ist er als Auferstandener nicht ganz, was er vorher gewesen ist. Die Jünger konnten ihren Herrn nicht auf Anhieb erkennen. Maria Magdalena hielt ihn für den Gärtner. Den Jüngern auf dem Weg nach Emmaus brannte zwar das Herz, als er mit ihnen redete, aber sie merkten nicht, wer es war. Offenbar war er verändert, aber die Evangelisten erklären nicht wie. War er leibhaftig? Nicht ganz. Er steht und geht, auch durch verschlossene Türen, und redet mit ihnen, vor allem das. Zwar trifft er sie mehrmals beim Essen an, bricht das Brot für sie, lädt sie zum Fischessen ein, doch er selbst denkt nicht daran, etwas zu sich zu nehmen. Er fordert den Jünger Thomas auf, ihn zu berühren, und – hätte er doch, dann wäre die Sache klar. Doch Thomas: Mein Herr und mein Gott, ruft er voreilig aus und verzichtet darauf, den Finger in die Wunde zu legen. Es genügt ihm der Augenschein. Sehen war also möglich. Hören auch. Fühlen hat sich niemand getraut.

Von den beiden anderen Sinnen, Riechen und Schmecken, ist nicht die Rede. Das ging wohl zu weit. Es sind die Sinne, die auch bei ihm ausgeschaltet sind nach seinem Wiedererwachen. Die Nahrung, die er zugeführt bekommt, geht durch den Schlauch in der Nase direkt in den Magen. Wahrscheinlich ist es von Vorteil, dass er nicht schmeckt, was man ihm da gibt. Dieses halbflüssige weißliche Zeug, die Notration an Kohlehydraten, Fett, Ballaststoffen, Mineralien und Vitaminen, die in sein Verdauungssystem gelangt, umgeht auf diesem Weg auch die Ekelbarriere, so wie sie ihm jeden Genuss verwehrt, der mit der Nahrungsaufnahme einhergeht. Und da er weder durch den Mund noch durch die Nase atmet, ist ebenso sein Geruchssinn lahmgelegt. Auch das mag von Vorteil sein. So bleiben ihm nicht nur die eigenen Gerüche, die sein Stoffwechsel erzeugt, sondern auch die seines Mitpatienten erspart, mit dem er den Raum teilt, durch einen Sichtschirm getrennt. Die Welt, in die hinein er wiedererwacht ist, ist nicht nur räumlich begrenzt, sie ist auch auf das Sicht- und Hörbare reduziert. Alles, was wir über Schmecken und Riechen erfahren, Einfallstore unserer ersten Eindrücke im Leben und Quellen von Beseligung und Genuss wie auch Abscheu und Verweigerung, ist für ihn schon weggebrochen, für immer verloren. Es bleibt das Fühlen. Sein Tastsinn ist noch vorhanden, findet aber nur noch Weniges, was sich lohnt. Zwar sind seine Hände nicht festgebunden, wie er zunächst glaubte, sie sind einfach zu schwach, um sich zu rühren. Sie liegen rechts und links von ihm und haben auf dieser Welt nicht mehr viel zu tun. Alles, was er noch fühlt, ist in ihm, nicht außerhalb. Es ist nicht einmal Schmerz. Es ist ein viel weniger spezifisches Unwohlsein. Es setzt sich zusammen aus der Enge in seiner Brust, latenter Übelkeit, Angespanntheit aller Nerven in seinem Körper, die gegen die Bewegungslosigkeit aufbegehren, die ihm verordnet ist, und einer großen Angst. Es ist die Angst, die ihm am meisten zusetzt. Sie hat ihren Sitz weder in seiner Psyche noch in seinem Körper, sondern an der Schnittstelle von beiden, die er so genau wie noch nie im Leben lokalisieren kann. Sie befindet sich in der Gegend seines Zwerchfells und engt von da aus den Raum noch mehr ein, der ihm zum Atmen gegeben und schon lange zu eng geworden ist.

Er ist ein Raucher gewesen. Ein Süchtiger. Voller Gier nach dem, wonach ein Raucher giert: mehr als Atemluft. Entschiedeneres Inhalieren. Sauerstoff genügt nicht. Es muss ein Stoff sein, der mehr enthält, als man zum am Leben Bleiben braucht. Mehr Wachheit. Mehr Gegenwärtigsein. Tieferes Einverleiben von Daseinsintensität, Ichgefühl. Er hat immer gewusst, dass es Sünde ist. Jede Sünde wurzelt in der Gier nach mehr. Er konnte sehr schön darüber predigen.

Über unsere Vertreibung aus dem Paradies der Schöpfungsharmonie und Selbstbescheidung. Für Konsumverzicht. Achtsamkeit. Maßhalten. Doch während er diese Predigten aufsetzte, rauchte er. Lauter letzte Zigaretten, eine letzte nach der anderen, wie jeder Raucher es tut. Es war Sünde, und der Tod ist bekanntlich der Sünde Sold. Auch das hat er in seinen Predigten ausgelegt. Und während er daran arbeitete, quoll sein Aschenbecher über von filterlosen Roth-Händle, bis er an die allerletzte gekommen war. Es gelang ihm noch, sie auszudrücken, dann wurde ihm schwindlig, er rang nach Luft, glitt vom Stuhl, bezwang sich, nicht auf der Erde liegen zu bleiben, sondern griff nach oben, zog sich am Schreibtisch hoch, tastete nach dem Telefon, drückte auf die Wiederholungstaste und erreichte die letzte Nummer, mit der er telefoniert hatte. Es war sein Bankberater. Mit dem Rest Luft, der noch in seiner Lunge war, bat er, ihm einen Notarzt zu schicken. Dann wurde ihm schwarz vor Augen.

Es ist jetzt zehn Jahre her. Zehn Jahre hat ihm Gott geschenkt. Auf Bewährung. Nach der Lungenembolie hat er nie wieder mehr Luft bekommen, als zum nackten Überleben notwendig ist. Kein Atmungsluxus mehr wie zur Zeit seines Rauchens. Und er hat seine Lektion gelernt. Weniger muss genügen, hat er gelernt. Er begnügte sich. Er verlangte nicht mehr vom Leben, als ein Mann mit reduzierter Lungenkapazität bekommt. Er ging langsam. Er trug nicht mehr schwer. Er machte Pausen beim Treppensteigen. Er schlief, wenn er müde war. Und er war oft müde. Er führte sein Leben im Sparflammenmodus. Er blieb gelassen. Er regte sich nicht mehr auf. Die Aufregung verbraucht Sauerstoff. Damit musste er haushalten. Keine Wutausbrüche mehr. Die Sanftmut, die er zur Schau trug, war aus zweiter Hand. Wer ihn von früher kannte, wusste es besser. Doch seine aus dem Mangel geborene Gelassenheit kleidete ihn. Sie wurde zu seinem Markenzeichen. Sie schien ihm gemäßer zu sein als sein früheres Wesen, das unter der Sanftmut weiterhin brodelte und manchmal kurz vor dem Ausbruch stand. Wenn Sebastian sich ihm widersetzte, presste er die Lippen zusammen, stand auf und verließ das Haus. Er wusste, dass er seiner eigenen Wut nicht mehr gewachsen sein würde. Sie kauerte wie ein Tier auf dem Sprung in ihm, und nur mit Gottes Hilfe gelang es ihm, sie zu besänftigen, während er mit steifen Schritten den Wohnblock umrundete. Und er verstand, dass es das war, was Gott von ihm verlangte, das Tier in sich zu bändigen, das er ihm von Jugend an als Gefährten gegeben hat, ein wildes, gefährliches Tier, das sich ihn unterwirft, wenn es ihm nicht gelingt, es sich seinerseits zu unterwerfen. Jähzorn. Er konnte sich ihn nicht mehr leisten, seit er noch einmal auf Bewährung ins Leben entlassen worden war. Gott ließ ihm keine Wahl. Er hatte ihm einfach die Sauerstoffzufuhr reduziert, und er musste zusehen, wie er damit klarkam.

Wenn er den Wohnblock umrundete, folgte ihm Gott auf den Fersen.

Du weißt, was du anrichtest, wenn du dich nicht beherrschst, sagte er.

Ich weiß.

Denke daran, was durch dich geschehen ist.

Ich denke daran.

Wirklich?

Ja.

Du ersparst dir nichts?

Ich erspare mir nichts.

Denkst du, dass dein Sohn durch dich Schaden genommen hat?

Ich weiß es nicht, Herr.

Du weißt es. Denk darüber nach.

Gibt es nicht schwierige Kinder? Nicht zu bändigen? Wild? Erziehungsresistent? Was weiß ich.

Nichts weißt du. Höre: Es gibt keine schwierigen Kinder. Es gibt nur die Schwierigkeiten, die ihr mit ihnen habt.

Dann ist es also meine Schuld?

Keine Antwort. Stattdessen:

Erinnerst du dich an den kleinen Jungen, den ich für dich schuf, dein zweites Kind?

Er war wunderbar. Er war vollkommen. Er war so voller Leben. Unter all meinen Kindern war er das lebendigste.

Denkst du noch an sein Lachen?

Ich denke daran. Es war umwerfend. Triumphal. Wenn dieses Kind lachte, musste die ganze Welt mitlachen.

Wo ist dieses Lachen geblieben?

Er hat es noch. Als wenn das Leben sich selber frech ins Gesicht lachte. Unverschämt. Kindlich. Obwohl er jetzt über dreißig ist.

Magst du das?

Ja. Es gibt wenig, Herr, was ich mehr mag.

Dann geh jetzt nach Hause.

Und Gott entfernte sich still und ließ ihn zurück.

Sollte man das Gebet nennen? Innere Zwiesprache? Mit wem? Mit sich selber, indem er sich in zwei Seelen aufspaltete? Eine mentale Inszenierung, zu der er nach alter Gewohnheit Zuflucht nahm, wenn es nötig war? Egal. Es wirkte. Und war das etwa nicht Gottes Wirken in ihm, dass es wirkte? Es entspannte ihn. Gab ihm die Ruhe zurück, die sein defizitärer Sauerstoffhaushalt benötigte. Danke, Herr, sagte er. Amen. Bei seinem Umgang mit Gott hielt er sich an die Höflichkeitsformeln, die dafür gebräuchlich sind. Amen. Er liebte das Wort, das Juden, Christen und Muslimen gemeinsam ist. Mehr als ein Wort.

Ein Gestus, mit dem sich die Seele Gott in die Arme wirft. Selbstauslieferung. Ende der Autonomie, des Ich-Vorbehalts. Zustimmung ohne Rest. Verzicht auf Kritisches. Amen. Man fühlt, wie der Atem ausströmt und irgendwo anders zur Ruhe kommt. Es gibt kein ruhigeres, kein entspannteres Atmen, als in diesem Wort geschieht. Amen. Das Wort enthält die Ergebung, mit der er die Krankheit annahm, die Gott ihm verordnete. Nein, nicht die Krankheit – das Leben, das sie ihm noch ließ.

Da, wo er jetzt ist, sind seine Nächte lang. Doch sie sind nicht tief. Sie sind weder dunkel noch still. Da ist keine Ruhe auf einer Intensivstation. Auch nachts wird gelitten, behandelt, gestorben. Das Notlicht ist immer an, die Türen sind offen, der Gang vor den Zimmern erhellt. Die akustischen Signale der Überwachungsgeräte ertönen fast immer von irgendwo. Sie zeigen an, dass ein Leben sich seiner Grenze nähert. Irgendein Messwert wird unter- oder überschritten, die Warnglocken schrillen, hastige Schritte auf dem Gang, knappe Befehle, Verstummen der Messgeräte, die bald wieder anderswo einsetzen, das Stöhnen der Leidenden, das nicht enden wollende Rufen der Unbelehrbaren, Schwester!, Schwester!, die wie Kinder sind, die in der Nacht darauf bestehen, dass jemand kommt, um ihnen Schmerzen und Angst zu nehmen, so wie sie einst darauf bestanden, dass ihre Mutter kam, wenn sie nachts Angst hatten. Ihnen, längst alten Menschen, ist schwer zu verzeihen, und er denkt an das Maß der Zumutbarkeit eines Menschen für seine Mitmenschen.

Er selbst hat nachts große Angst. Er versucht nach der Klingel zu tasten, mit der man die Pfleger ruft. Sie befindet sich manchmal außerhalb seiner begrenzten Reichweite. Sie vergessen es, sie nah bei seiner Hand am Bettgestell zu fixieren, wollen es vielleicht sogar vergessen, damit er nicht lästig werden kann. Er will nicht lästig werden, hat aber Angst zu ersticken, ohne dass jemand es merkt. Seine Angst kümmert sich nicht darum, dass sie unbegründet ist, weil auch bei ihm der Alarm losgeht, wenn es gefährlich wird. Er weiß das, aber es nützt ihm nichts, das zu wissen. Er hat trotzdem Angst. Auch in ihm ist ein Kind, das nach einer Mutter rufen will.

Mehrmals in der Nacht kommen sie, lagern ihn anders, damit er vom Liegen keine Druckgeschwüre bekommt. Er wünschte, sie würden sich zu ihm setzen und aus ihrem Leben erzählen. Das würde ihm gefallen. Es hat ihm immer gefallen, wenn Menschen zu ihm Vertrauen gehabt und ihm von sich erzählt haben. Auch solche, die gar nicht wussten, wer er ist. Menschen, denen er zufällig begegnete. Mitfahrende in Zügen. Verkäuferinnen. Kellner. Briefträger. Friseure.

Er wusste selbst nicht, woran es lag, dass sie ihm nach ein wenig Smalltalk ihr heimliches Leben erzählten, Sehnsucht, Enttäuschungen, Liebesleid. Warum erzähle ich Ihnen das, fragten sie. Ich weiß nicht, sagte er dann. Weil ich zuhöre?

Sind Sie Arzt, fragten sie manchmal. Oder was anderes mit Helfen? Psychotherapeut? Sozialpädagoge?

Nein, sagte er, ich bin Pfarrer.

Ach so. Ein bisschen Enttäuschung war häufig auch mit dabei.

Er hätte gern die Hand der Pflegerin genommen, die ihn nachts umbettete, und zu ihr gesagt: Sie sehen müde aus. Geht es Ihnen auch gut? Ist der Nachtdienst anstrengend? Wie viele Patienten haben Sie denn zu versorgen? Und er ist sicher, er hätte sehr bald gewusst, ob der Freund ihr treu war, ihr Kind nicht so gut in der Schule, ihre Mutter an Krebs erkrankt. Doch er erkennt, dass er nicht mehr erkannt wird. Das schmerzt ihn ungeheuer. Die Nachtschwester sieht in ihm nicht den Zugewandten, den Seelsorger, den er so gern und von Berufs wegen verkörpert hat, sondern den, der Zuwendung braucht. Und die Ressource ist knapp, wie sie es immer gewesen ist, jetzt auch für ihn. Sie geht und lässt ihn danach wieder allein mit seiner nächtlichen Angst, den jagenden Gedanken, den Nachtmahren, die ihn in seinem von Medikamenten eingenebelten Geist heimsuchen.

Er sagt zu sich: Du bist in Gottes Hand. Den Satz, den er tausendmal an Krankenbetten gesprochen hat, wenn darin andere lagen.

Er wartet auf die Wirkung. Sie tritt nicht ein. Du bist in Gottes Hand. Er sollte sich jetzt geborgen, sicher, getröstet fühlen. Er spürt nichts dergleichen. Er spürt nur, wie es ihn quält, dass er sich nicht auf den Bauch drehen und sein Kopfkissen umarmen kann, wie er es in seinem Bett zuhause tut, wenn er einschlafen will. Er pfeift auf Gottes Hand, wenn man darin derart starr auf dem Rücken liegt. Jeder einzelne Nerv in seinem Körper schreit: Dreh dich um! Schmieg deine Wange ans Kissen! Umarme es! Dann würdest du dich geborgen und schlafbereit fühlen. Und Friede, himmlischer Friede, wäre mit dir, wenn du nur auf dem Bauch lägest.

Er weiß, dass das Tracheostoma in seinem Hals ihn zur Rückenlage und, wenn es hochkommt und man ihm eine stützende Kissenrolle unterschiebt, leichter Seitenlage zwingt. Falls es ihm nicht gelingt, wieder selbsttätig, ohne die Maschine, zu atmen, wird er nie wieder im Leben den Trost haben, sich auf den Bauch zu drehen. Er wird so sterben, in Rückenlage. Allenfalls wird er den Kopf ein wenig zur Seite drehen können und neigen wie Jesus am Kreuzesstamm, dessen Fixierung und damit verbundenes Leiden allerdings um vieles peinvoller war als seins. Das muss man Gott lassen. Um vieles peinvoller.

Gegen sechs wird es langsam hell. Es ist noch Sommer, August, doch die Nacht scheint ihm so lang wie ein Polarwinter. Der Anfang eines Brecht-Gedichts geistert durch seinen Kopf. *Der erste Blick aus dem Fenster am Morgen*. Der Blick aus dem Fenster ist ihm verwehrt. Sein Bett steht an der Türseite, und der Raumteiler zwischen ihm und dem Bett seines Nachbarn im Leiden verdeckt ihm den Blick hinaus bis auf ein kleines Stück Himmel und etwas Wetter. Mehr nimmt er von draußen nicht wahr. Das Gedicht hat den Titel *Vergnügungen.* In seiner prosaischen Einfachheit, seinem Verzicht auf Pathos und großen Klang, hat es ihm immer gefallen, und er versucht, seinen Geist damit zu beschäftigen, dass er es aus den Wortfetzen, die er noch im Gedächtnis hat, rekonstruiert.

Das etwa sind die Vergnügungen, die Brecht meint: *Das wiedergefundene alte Buch.* Betrifft ihn nicht mehr.

Begeisterte Gesichter. Wenn er noch in Gesichter blickt, sind sie besorgt.

Schnee. Der Wechsel der Jahreszeiten. O ja. Aber er weiß nicht, ob er das noch einmal erleben wird.

Die Zeitung. Der Hund. Dialektik. Hund und Zeitung vermisst er nicht. Bleibt die Dialektik.

Duschen. Schwimmen. Nichts mehr für ihn.

Alte Musik. O ja. Er hätte Musikwünsche. Bach vor allem. Zu denken, dass man nie wieder eine Bachmotette hören wird. Außer im eigenen Kopf, wo er viele gespeichert hat. Doch das ist nicht dasselbe.

Bequeme Schuhe. Braucht er nicht mehr.

Begreifen. O ja. Begreifen. Das ist ein großes Vergnügen, das er gern mit Brecht teilen will.

Neue Musik. Ihm würde die alte genügen. Nur eine einzige Arie. Bereite dich, Zion ... oder der Schlusschoral der Johannespassion.

Schreiben. Vielleicht. *Pflanzen.* Das sollen andere tun.

Reisen. Bestimmt nicht mehr. *Singen.* Ach, wer noch einmal singen dürfte. Gott hat ihm eine Stimme geschenkt, die zu singen vermochte. Und eine Seele, die mitsang. Jetzt steckt ihm der Gesang in der Seele fest. Diesen höheren Atem zum Singen wird er nie mehr haben, wenn ihm schon der Atem zum Leben fehlt.

Freundlich sein. Er ist immer gern freundlich gewesen. Er weiß, was gemeint ist, wenn Brecht sich daran vergnügt. Nicht an der großen Beglückung der Menschheit, nicht an ihrer Rettung. Ein bisschen Freundlichkeit genügt, damit die Welt besser wird. Er denkt: An mir soll es nicht liegen, solange es mich noch gibt.

Es bleiben ihm also: *Begreifen* (was die Dialektik einschließt) und *Freundlich sein.* Das ist wenig. Oder ist es viel? Einerlei. Es ist das, was Gott ihm gelassen hat.

Er versucht zu *begreifen*, was ihm die Ärzte gesagt haben. Dass er nicht nach Gottes Ratschluss, sondern nach zwei Adrenalininjektionen ins Herz vom Tod erstanden ist. Deckt Gottes Ratschluss das? Sicher. Wie hätte es sonst geschehen können? Doch das ist es nicht, was von ihm begriffen werden muss, sondern das Andere: dass er gestorben war.

Gott! Er ist schon gestorben! Immer, sein ganzes Leben lang, hat er sich gefragt, wie es sein wird. Das große Finale. Der Übergang. Seine Reise in die Ewigkeit. Nun ist es geschehen. Und er weiß nichts davon. Wie auch? Er war ja gestorben, als ihm das geschehen ist. Drei Minuten lang war er tot. Länger geht es nicht, das weiß er. Danach ist das Gehirn abgeschaltet für immer.

Es arbeitet wieder, das Organ in seinem Schädel. Das Komplexitätswunder. Das Nonplusultra der Evolution, wie es gern von sich selbst denkt, obgleich das falsch und vermessen ist: In der Evolution gibt es kein Nonplusultra. Von wegen Krone der Schöpfung. Sie schreitet fort und fort. Immerhin ein Organ, in dem sich die Evolution seiner selbst begreift.

Es arbeitet noch in ihm. Es denkt. Es begreift. Es erinnert sich. Nur von diesen drei Minuten und was ihnen vorausgegangen ist weiß es nichts. Keine Nahtoderlebnisse. Kein Fliegen über sich selbst hinaus. Kein Betrachten der Szene von oberhalb, als sich die Ärzte um ihn bemüht haben. Keine Erinnerung an seinen

Kurzbesuch bei Gott. Was sagt ihm das über die Seele und ihre Unsterblichkeit? Alles ist ebenso rätselhaft wie zuvor. Es nützt nichts, dass einer zurückkommt, wenn da nichts ist, wovon er künden kann. Denn auch Jesus hat ja nichts davon erzählt, was er in dem Zeitraum erlebt hat, als er ein Toter war. Seltsam. Keiner der Jünger hat ihn danach gefragt. Meister, wo bist du gewesen? Wie war es da?

Wäre das nicht der größere Knaller gewesen? Einer, der ihnen aus eigener Erfahrung sagt, wie es dort ist, wo wir hin müssen? Was mit uns geschieht, wenn wir ankommen? Stattdessen die vage Wiederanwesenheit nach drei Tagen, um die so viel Aufhebens gemacht worden ist. Die Schwierigkeiten beim Erkennen auf dem Weg nach Emmaus: Ist er das? Ist er das nicht? Warum sagt er nicht einfach: Ich bin wieder da? Fragt mich, was ihr wissen wollt! Aber vielleicht ist es Jesus nicht anders gegangen als ihm: Da war nichts, wo er gewesen ist. Nichts, woran er sich erinnert.

Alle seine Grabreden sind Makulatur. Und er hat hunderte gehalten. Hunderte Male hat er in ergriffene Gesichter geblickt. Hunderte Male hat er die Tränen gesehen, die seine Worte hervorriefen: Gott, der Herr, der uns erlöst. Der uns annimmt. Bei dem wir Frieden haben und ewiges Leben.

War es das, das ewige Leben? Dieses Nichts? Drei Minuten lang? Oder stand er nur kurz davor? Hätte es danach erst eingesetzt, wenn sie sein Gehirn nicht noch einmal in Gang gebracht hätten? Ich muss darüber nachdenken, sagt er sich. Aber er ist zu müde für seine Gedanken. Sie geben mir etwas, vermutet er, dass ich so müde bin. Dann haben sie es leichter, die Lebensmaschine in Gang zu halten, die ich noch bin. Das Menschmaschinenprojekt, das sie aus mir gemacht haben. Gleichzeitig wird ihm etwas bewusst: dass es das Leben nur ganz oder gar nicht gibt. Keine Schwundstufen davon. Er ist schwach, hinfällig, behindert. Behinderter kann man gar nicht sein, als er es jetzt ist. Aber das Leben, in das er zurückgekehrt ist, gebärdet sich so ungebärdig, wie es das immer tat. In ihm und außerhalb von ihm ist es voller Unruhe, Widerspruch und Zerrissenheit. Es lärmt und tobt. Da ist ein Kommen und Gehen in dem Raum, wo er liegt. Ärzte, Pfleger, Besucher, Physiotherapeuten, Putzkräfte. Dies ist kein Platz, an dem man in Ruhe gesundet. Es ist eine Kampfzone. Das Kampfgeschehen konzentriert sich auf seinen Körper, findet jedoch außerhalb seines Gesichtsfeldes statt, an der Wand hinter ihm, wo sie die Monitore aufgestellt haben und von wo der Sauerstoff kommt, der durch den Schlauch in seinem Hals in die Lunge gelangt, sowie die verwirrend vielen Infusionsleitungen, die zu dem Zugang in seine Vene führen. Er ist der Gegenstand unzähliger Handlungen, die bei Tag und Nacht an ihm ausgeführt werden. Er überlässt sich ihnen. Das Meiste davon begreift er nicht. Die in drei Schichten wechselnden Pfleger und Pflegerinnen, so scheint ihm, sind angewiesen zu erläutern, was sie tun, und sie tun es gewissenhaft. Wir machen jetzt dies und das, erklären sie ihm. Sie messen, sie wechseln, sie kontrollieren, sie entsorgen. Er hat es aufgegeben zu verstehen was. Sie arbeiten schwer an ihm, das ist ihm bewusst. Er möchte ihnen danken, weiß aber nicht wie. Die Ärzte kommen ihm ratlos vor, wenn sie sein Bett umstehen. Das beunruhigt ihn sehr. Sie sprechen nicht zu ihm, sondern über ihn, während sie nicht an ihm, sondern an den Geräten arbeiten. Er hat Fragen, bewegt die Lippen, um sie zu artikulieren, und sieht ein, dass das vergebens ist, wenn sie nicht zu ihm hinsehen. Sie tun das erst, indem sie sich von ihm verabschieden, kurz eine Hand auf seinen Arm legen und etwas über die Geduld sagen, die er braucht. Sie selbst sind ungeduldig, das kann er spüren. Er ist nicht beliebt bei ihnen und schließt daraus, dass es nicht viel Hoffnung für ihn gibt. Ärzte wollen Patienten, mit denen sie einen Sieg einfahren. Ein geheilter Patient ist ein guter Patient für sie, man muss das verstehen, er erhält einen Platz auf ihrem persönlichen Erfolgskonto.

Sie versprechen ihm beim Hinausgehen, dass sie noch die und die Untersuchung bei ihm anstellen wollen. Es ist nicht das, was er von ihnen wissen will.

Er will wissen, was jeder Patient von ihnen wissen will: wann er hier rauskommt. *Wie lange, Herr, ach wie lange?*

Gott ist auf der Seite der Ärzte. Geduld, antwortet er.

Geduld. Hoffnung. Vertrauen. Alles, was er gepredigt hat. Hunderte Male. Alten. Kranken. Sterbenden. Hinterbliebenen. Unglückselig Zerstrittenen. Verlassenen. Was war falsch daran? Nichts. Nur dass er jetzt selbst leidend, krank, verlassen ist und vielleicht sterben wird. Predigen war sein Beruf. Er war gut darin, das weiß er. Vor allem als Grabredner. Der Tod war sein Thema. Die Grenze, die er uns setzt, und seine zugleich begrenzte Macht über das Leben. *Der Tod ist verschlungen in den Sieg.* Solche Sätze. Über die konnte er predigen, bis er spürte, wie der Widerstand seiner Zuhörer schmolz, die kalte Skepsis wich und ihre Stimmen beim nächsten Choral zitternd einfielen. Bei Trauerfeiern sind immer auch alle die seelisch Hartleibigen dabei und lassen sich schließlich von Gottes Hand streifen. Sie kommen nachher zu ihm und bedanken sich. Ich glaube nicht an Gott, sagen sie, aber was Sie da gesagt haben über Hoffnung und Vertrauen, das hat mir gefallen.

Ich glaube auch nicht an Gott, erlaubt er sich manchmal zu sagen.

Wie?!

Ein bisschen genießt er den Effekt, den er auslöst. Aber ich bete zu ihm, fährt er fort.

Kann man das?

Natürlich.

Ohne zu glauben?

Glauben? An Gott? Das ist wirklich schwer. Eigentlich unzumutbar. Man kann ihn loben. Ihm danken. Sich ihm ganz anvertrauen …

Aber – das setzt doch voraus, dass Sie an ihn glauben!

Nein, sagt er, durchaus nicht. Der Glaube kann sich dann allerdings einstellen. Mit etwas Glück. Oder anders gesagt: wenn Gott will.

Soll das ein Witz sein?

Probieren Sie es aus.

Und in ihren Blicken las er dann: Er ist ein Pfaffe. Und das ist er. Er will nichts anderes sein. Das ist sein Beruf. Reden. Zuhören. Reden. Hinhören. Fragen stellen. Verstehen. Erzählen. Hinweise geben. Keine Ratschläge. Ernst nehmen. Nicht zu ernst nehmen. Mitempfinden. Nicht besser wissen. Tiefer blicken. Ausreden lassen. Nicht von sich selbst reden. Manchmal auch von sich selbst reden. Nicht witzig sein wollen. Witzig sein. Zusammen lachen. Niemals allein lachen. Schweigen. Pausen machen. Pausen füllen. Reden. Schweigen.

Er konnte wunderbar über den Tod sprechen. Es war sein Thema. Die eine Aufgabe, die wir im Leben wirklich zu bewältigen haben, hatte er oftmals gesagt: die Aufgabe, das Sterben zu bejahen. Ein Leben lang steht der Tod wie das große Nein vor uns. Solche Sätze. Keine wohlfeilen Bibelweisheiten. Früchte seines Nachdenkens und seiner Lebenserfahrung. Er war selbst ergriffen davon, wenn er sich hörte. An Sterbebetten. Auf Kanzeln. In Friedhofskapellen. Auch jetzt noch hätte er viel zu dem Thema zu sagen. Wichtiges. Wahres. Biblisches und Nichtbiblisches.

Doch es hat Gott gefallen, ihn zum Schweigen zu bringen.

Das große NEIN. Es war da. Es stand an den Wänden geschrieben. Es nistete in seinem Körper. Da war nichts mehr, was es ihm vom Leib hielt. Ein Leben lang – das galt nicht mehr. Es war da.

Ab jetzt nähern sich ihm alle Menschen von oben. Sie blicken auf ihn herab, und er kann sich nicht dagegen wehren. Sie kommen ungebeten, auch diejenigen Besucher, die er ersehnt. Es gibt keine Tür mehr zwischen ihm und anderen Menschen, kein Signal: Lasst mich in Ruh. Es gibt nur noch seine Lider, die er schließen kann, um nicht behelligt zu werden. Aber das nützt nicht viel. Sowohl das Klinikpersonal als auch seine Besucher geben keine Ruhe, bis er die Augen öffnet. Sie fragen einen stummen Mann, wie es ihm geht.

Er lächelt. Es geht ihm gut. Eine andere Antwort hat er nicht für sie.

Sebastian kommt. Jan-Ulrich. Christina. Die Geliebte kommt. Als hätte er eine Andere erwartet, erschrickt er vor ihr. Sie beugt sich zu ihm herab, küsst ihn auf die Wange. Lieber, sagt sie. Die Anrede ist ihm vertraut, dennoch liegt etwas darin, was ihn befremdet. Als verwechsle sie ihn mit jemandem.

Sie verwechselt ihn mit dem Mann, der er war, bevor er gestorben ist. Ihr Liebhaber. Und Gott weiß, er hat sie geliebt. Aber als Liebhaber ist er nicht wiedergekommen. Es gehört zu seiner Verwandlung, dass er es nicht mehr ist. Die Geliebte begreift nicht. Es quält ihn zu spüren, dass sie es nicht begreift. Sie möchte tapfer sein. Er erkennt den Entschluss, den sie für sich gefasst hat: dass ihre Liebe, die tiefe Verbundenheit, die zwischen ihnen besteht, unbesiegbar sein soll. Dass er ihr im Leiden so nah bleibt, wie sie einander in der Liebe gekommen sind. Sie will unbeirrbar sein. Sie hält daran fest. Sie begreift nicht, dass sein Leiden ein anderer Weg zu Gott ist als der, den er mit ihr gegangen ist, und dass er ihn allein gehen muss. Was er jetzt für sie fühlt, ist eine tiefe Bekümmernis, die umso tiefer ist, weil sie es nicht begreift. Ihr Liebesheroismus rührt ihn, aber er quält ihn auch. Spürt sie nicht, wie weit er bereits von ihr weg ist? Er wird nie wieder der Mann einer Frau sein, das ist gewiss. Das Glück, das er mit ihr erlebt hat, war auch das Glück, es noch einmal sein zu können trotz seiner Ateminsuffizienz. Es hatte gereicht für die Liebe! Nur ein Mann kann verstehen, was das für einen Mann bedeutet, der nicht mehr ganz auf der Höhe ist. Er hatte es noch gekonnt! Das hatte ihn auf die einfache Weise der Männer stolz und glücklich gemacht, und er hatte es ihr mit großer Zärtlichkeit gedankt. Bis zu der Nacht, in der sie ihn aus ihrem Bett abholten.

Kannst du dich daran erinnern?, fragt die Geliebte.

Er verneint. Kann es wirklich nicht. Offenbar ist in der dreiminütigen Todesnacht und dem dreitägigen Koma, das darauf folgte, doch etwas in seinem Gehirn gelöscht worden. Seinem Gedächtnis fehlen die Stunden davor. Es sei alles wie immer gewesen, sagt die Geliebte. Sie hätten miteinander gegessen und Wein getrunken. Er sei guter Dinge gewesen. Sie hätten geredet, gelacht. Dann habe er aufs Klo gemusst und sei lange nicht wiedergekommen. Sie habe sich nichts dabei gedacht. Danach habe er sich aber nicht wieder hingesetzt, sondern auf der Lehne seines Stuhls abgestützt und in sich gekrümmt stoßweise geatmet, wie sie es bereits das eine oder andere Mal bei ihm erlebt habe. Sie sei erschrocken, habe aber darauf gewartet, dass es vorbeigehe und die Mahlzeit, der Abend, das Leben seinen Fortgang nehme, wie sie das doch immer tun. Dann habe sie aber gemerkt, dass es schlimmer war als sonst, und ihn gefragt, ob sie einen Notarzt rufen solle. Das habe er aber abgewehrt, heftig, entschieden. Nein. Und es sei auch tatsächlich besser geworden. Er habe ruhiger geatmet, sich aber nicht wieder an den Esstisch gesetzt, sondern in einen Sessel und den Fernseher angemacht. Das habe sie sehr gewundert, weil er doch sonst fast niemals fernsehe. Auch habe er keinen Sender ausgesucht, sondern einfach nur angeschaut, was da kam, ein Film über die Familie von Helmut Kohl, niederschmetternd, deprimierend, ob er sich daran erinnere, nein? Er habe da einfach nur unbewegt hingestarrt. Sie habe dann den Tisch abgeräumt, sich zu ihm gesetzt und auch auf den Film gestarrt, und ihr werde es jedes Mal übel, wenn sie an die Familie Kohl denke, in der alles so schlimm gewesen sei, wie es nur sein könne. Schließlich sei sie müde geworden und habe ins Bett gewollt, und sie habe ihm geraten, auch schlafen zu gehen, und als sie ihm ins Gesicht gesehen habe, da sei ein Zug darin gewesen, der ihr sehr fremd vorkam und sie entsetzt habe: Angst. Sie habe deutlich gespürt, wie mächtig diese Angst in ihm war und dass sie ihn ganz in ihrer Gewalt hatte. Doch da er ruhig atmete, sei sie schlafen gegangen und beinah schon eingeschlafen, da habe er plötzlich auf der Bettkante gesessen und keine Luft mehr gekriegt. Es sei furchtbar gewesen. Sie habe den Notarzt gerufen. Kommen Sie schnell, habe sie gesagt, der Mann kriegt keine Luft. Doch es habe gedauert, bis sie da waren, der lange Fußweg von der Straße bis zum Haus und die Treppe in den dritten Stock. Sie habe neben ihm auf der Bettkante gesessen, und er habe ihr seinen Arm um die Schultern gelegt und mit so geweitetem Brustkorb gekämpft und gerungen um das bisschen Sauerstoff, das noch in seine Lungen gelangt sein müsse, denn er habe ja noch gelebt, als sie kamen, und, während sie sich um ihn kümmerten, »Es tut mir leid« gesagt, ja, das habe er noch zu ihr gesagt, bevor sie ihn wegtrugen, die drei Stockwerke hinunter und den Fußweg zur Straße, wo der Notarztwagen stand, und sie sei ihnen, das Nachthemd unter ihrem Mantel, gefolgt, und er habe sich fortwährend aufgebäumt, sein ganzer Körper in Aufruhr gegen das Ersticken, was, nebenbei gesagt, natürlich grundfalsch sei als Strategie, denn der Körper verbrauche im Aufbäumen und sich Wehren viel zu viel Sauerstoff, den er nicht habe, und kämpfe damit im Grunde schon nicht mehr um sein Überleben, sondern um sein Sterben. Er wechsle die Seiten und ringe um seinen Tod. Doch das habe sie nicht verstanden und sei, anstatt bei ihm zu bleiben, als sie ihn in den Notarztwagen schoben, zur Tiefgarage gerannt, um mit dem Auto hinterherzufahren. Und das sei der erste der Fehler gewesen, die sie seither gemacht habe.

Er schüttelt leicht den Kopf. Er möchte ihr sagen: Es gibt nichts Richtiges mehr seitdem. Er weiß, auch dies hier, dass sie ihm das alles erzählt, wird später nicht richtig gewesen sein. Es ist ihre Geschichte, nicht seine, die sie ihm erzählt. Es strapaziert ihn, ihr zuzuhören. Er erfährt daraus nichts, was für ihn von Belang ist. Außer dem einen: dass es Gott gefallen hat, ihn aus dem Bett seiner Geliebten abzuberufen. Was sagt ihm das? Eigentlich nichts. Doch er erkennt Gottes Witz darin, seinen göttlichen Sinn für scharfe Pointen, die zu entdecken ihm immer Vergnügen bereitet hat. Selbst wenn der Sachverhalt schmerzlich ist. Quälend wie der Erstickungstod, den er gestorben ist und an den sich erinnern zu müssen Gott ihm erspart.

Nicht so die Geliebte. Sie will, dass er weiß, was geschehen ist, damit er an ihrem Erleben teilhat. Er hat keinen Teil daran, hört ihr aber in Geduld und Bekümmernis zu. Als er starb, blieb sie draußen. Sie durfte nicht in den Behandlungsraum, in den sie ihn gebracht hatten, und lief auf dem Gang der Notaufnahme hin und her. Einmal stand kurz die Tür auf, und sie sah seine Beine in der braunen Cordhose, die im Kampf zuckten und zappelten. Unruhe entstand. Ärzte kamen und gingen. Geräte wurden gebracht. Man schob sie weg von der Tür, erlaubte keine Fragen. Da drinnen kämpfte jetzt nicht nur er. Und dann – die Geliebte erregt sich, ihre Stimme bricht – wusste sie auf einmal, dass er gestorben war. Das ist alles so unangemessen, hatte sie gedacht. Unangemessen.

Das Wort, erklärt sie, enthielt alles, was es für sie zu erkennen gab. Sie stand auf dem schlecht beleuchteten Gang, sah die Türen, die Merkzettel an der Wand, die beiden Männer, die auf einer Bank saßen und warteten, ja, ein Teil von ihr dachte noch daran, nach draußen zu gehen und zu rauchen und dass sie keine Zigaretten dabeihatte und ob sie die beiden Männer ansprechen und darum bitten könnte: Da geschah etwas. Es sei schwer zu beschreiben. Wenn es ein Film wäre – keine Atmo mehr. Die Szene machte sich los wie ein Boot vom Anlegeplatz und trieb lautlos davon. Unwirklich wäre das Wort dafür, aber das Wort, das ihr in den Sinn kam, war: unangemessen.

Das war der Augenblick, als dein Herz stillstand, sagt sie. Da sei sie ganz sicher. Auch wenn sie es nicht beweisen könne.

Erwartet sie, dass er erschüttert ist? Wie kann einen der eigene Tod erschüttern? Die Geliebte ist enttäuscht von ihm. Er kann das spüren. Sie möchte, dass er begreift, was sie mitgemacht hat in jener Nacht. Aber er begreift ja nicht einmal, was er selber mitgemacht hat, als sein Boot ins Uferlose abtrieb. Ein dunkler Fluss, war es das? Er weiß, dass es solche Mythen gibt. Doch in der Mitte des Flusses, über die er nicht hinausgekommen ist, verlieren alle Metaphern die Gültigkeit.

Er wünscht sich, dass sie jetzt geht. Er sieht sich außerstande, ihre Erwartung zu erfüllen. Die Erwartung von etwas Bedeutsamem, einer Geste über den Abgrund hinweg, der ihn jetzt von ihr trennt. Sie schiebt eine Hand unter seine Hand. Er streicht leicht mit dem Daumen darüber. Es ist die einzige Zärtlichkeit, zu der er noch fähig ist, und sie bedeutet: Mehr kann ich nicht für dich tun. Könnte er sprechen, würde er es ihr vielleicht erklären. Aber was? Dass es ihm leidtut? Das hat er offenbar schon gesagt. Dass ihr Liebesheroismus ein naiver Irrtum ist? Dass sie ihn damit quält und überfordert? Er erkennt, dass die Sprachlosigkeit, die ihm verordnet ist, ihn auch davor bewahrt, grausam sein zu müssen. Er sollte Gott dafür danken, dass keine Erwartungen mehr einzulösen sind. Großer Dispens. Für alles, was er noch sagen könnte und nicht mehr sagt. Er hat es immer gehasst, wenn sich Erwartungen auf ihn richteten. Und Liebeserwartungen sind unter allen die übelsten. Bewahre mich, Herr, davor.

Die Geliebte beugt sich zu ihm herab und küsst ihn, was zwischen all den Schläuchen und Geräten schwer zu bewerkstelligen ist, auf die Wange. Schlafe, mein Liebster, sagt sie, du bist müde, und macht sich bereit zu gehen. Er lauscht auf die Arie, die sie in ihm zum Klingen gebracht hat, Weihnachtsoratorium. *Schlafe, mein Liebster, genieße der Ruh* … Er besitzt die Begabung, Musik zu hören, die in ihm selber spielt, Ton für Ton, Wort für Wort. Das ist ein großer Trost. Er braucht keine Technik, keine Wiedergabegeräte. Er trägt sie in sich. Er kann sogar verschiedene Interpreten in sich hören, und wenn er will, hört er die Stimme von Margarethe, die für ihn singt. *Labe die Brust, empfinde die Lust …* Er empfindet sie. Die Seele ist ein wunderbares Organ, das einzige, das unbeschadet wieder mit ihm erstanden ist. *Wo wir unser Herz erfreuen …* Er liebt diese Stimme noch immer. So lange, nachdem er die Frau, der sie gehört, nicht mehr liebt.

Christina gleicht ihr. Es ist erstaunlich, wie sehr sie ihrer Mutter gleicht. Dasselbe Körpermaterial. Die fast schwarzen Haare. Die Zahnzwischenräume. Die Kindfrauenhaftigkeit. Christina kommt und stellt ihren Rucksack ab. Sie würde nie etwas anderes tragen. Ihre Mutter besaß mehr Eleganz. Aber die Hände. Hast du deine Hände mitgebracht, würde er fragen, wenn er noch Sprache hätte, wie er Einfälle hat. Schade um den Einfall. Schade um Christinas Lachen, die kleine Begriffsstutzigkeit, die ihm vorausgegangen wäre. Wie er es immer noch liebt, das kleine Mädchen in ihr zu wecken, das ihn einmal bezaubert und seinem Väterlichkeitsaffen Zucker gegeben hat.

Vergiss es, sagt Gott. Er sagt es jetzt ständig. Vergiss dies. Vergiss das. Etwas anderes fällt ihm nicht ein. Er will jetzt keine Einlassungen von dieser Seite.

Es sind, wenn nicht heilende, so doch wohltuende Hände, die Christina hat, nicht langfingrig wie seine, sondern schön kompakt wie die Hände ihrer Mutter.

Sie wissen, was sie tun. Sie haben ihr Handwerk gelernt, Physiotherapie. Das kommt ihm jetzt zugute. Christina deckt ihn auf, sie massiert seine fast abgestorbenen Glieder, und er fühlt, wie das Blut sie durchpulst und sie wieder warm werden. Sie knetet die schlaffen Muskeln auf seiner Brust bis zur Schmerzgrenze, ohne darüber hinauszugehen. Wie sie das kann. Wie gut, denkt er, für ihre Kinder, dass sie das kann. Sie wird nie etwas falsch machen, wenn sie krank sind. Das beruhigt ihn, als beträfe es nicht seine Enkel, sondern ihn selbst. Wie seltsam, dass die mütterliche Berührung, die ihm zuteilwird, von seiner Tochter kommt. Man bekommt nie genug davon, denkt er, nie im Leben, obwohl er weiß, dass er als der jüngster der Brüder am meisten davon bekommen hat. Er möchte ihr das gern sagen, du hast gute Hände, scheitert aber daran, dass sie auf die Körperpartien achtet, die sie bearbeitet, nicht aber auf seinen Mund.

Und du? Deine eigenen Hände? Sieh sie dir an.

Das sind nicht meine Hände, Herr. Meine Hände sind schlank und schmalfingrig.

Kein Drumherumreden. Haben wir das nicht vereinbart?

Was ist mit ihnen geschehen?

Das ist normal. Das sind Wassereinlagerungen. Deine Herztätigkeit ist defizitär. Was glaubst du, in deinem Zustand!

Bin ich so wiedererwacht? Mit solchen Pranken? Wie soll ich damit Geige spielen?

Du spielst seit zwanzig Jahren schon nicht mehr Geige.

Das hatte ich vergessen. Warum nicht? Ich war doch gut. War ich nicht gut, Herr?

Aus Trotz. Aus Auflehnung gegen mich.

Nicht gegen dich, Herr. Vielleicht gegen Margarethe, als sie mich verließ.

Wo ist der Unterschied? Es war kindisch von dir. Wen wolltest du strafen? Sie? Dich? Dein Instrument, für das ich dir Begabung verliehen habe? Ich hatte alles abgestimmt. Dein Gehirn eingerichtet, den Sinn für Musik und Gefühlsinnigkeit verwoben. Die Intelligenz für Zahlen und Töne hineingegeben, vernetzt, wie ich es gern tue und daran evolutionslang gearbeitet habe. Dazu ausreichend Übungsfleiß, der sonst, wie wir wissen, nicht deine Stärke ist. Und auch Ehrgeiz. Ein Pfarrer braucht keinen Ehrgeiz, wenn er nicht Landesbischof oder EKD-Vorsitzender werden will. Ich habe den Ehrgeiz eigens in dich gesenkt, um dich zu einem guten Geiger zu machen. Mein Ohr labt sich gern an den Tönen, die die hervorbringen, die ich dafür erschaffe.

Ich strafte mich damit selber, Herr, dass ich nicht mehr Geige spielte.

Wie abgeschmackt das doch ist. Wie mich das langweilt, wenn ihr euch selber straft. Eure eigene kleine selbstgerechte Hölle baut und euch darin wohnlich einrichtet. Als hätte ich nicht Höllenstrafen genug für euch. Richtige Höllenqual.

Ich weiß, Herr.

Nichts weißt du. Oder glaubst du, das sei es gerade hier? Dieses zugegebenermaßen nicht unerhebliche Leiden, das ich dir zumute?

Nicht unerheblich. Du sagst es, Herr.

Ich gebiete über mehr. Zweifle nicht daran!

Ich möchte, Herr, wenn du erlaubst, lieber an deiner Barmherzigkeit nicht zweifeln.

Du sprichst wie ein Pfaffe mit mir. Aber wahrlich ich sage dir: Die Zeit der Höflichkeitsfloskeln zwischen uns ist vorbei. Wir sind hier nicht im Konfirmandenunterricht. Verstanden? Theologie, das ist etwas für Anfänger. Kindergarten. Das haben wir lange hinter uns, du und ich. Wir sind hier unter uns Fortgeschrittenen. Hier geht es zur Sache.

Fortgeschritten? Worin, Herr?

Fortgeschritten im Sterben. Was wir ein Leben lang lernen müssen. Du erinnerst dich an deine eigenen Worte? Sieh dich doch an. Du bist bereits ganz schön weit damit vorangekommen. Und glaub mir, es wird noch weiter gehen. Weiter, als du jemals gedacht hast, viel weiter. Johannes 21, Vers 18. Schon vergessen? *Als du jünger warst, gürtetest du dich selbst und gingst, wo du hin wolltest; wenn du aber alt wirst, wirst du deine*

Hände ausstrecken, und ein anderer wird dich gürten und führen, wo du nicht hin willst. Ich bin da. ICH bin der Andere, und ICH FÜHRE DICH JETZT, WO DU NICHT HIN WILLST. Kapiert? Auf geht's. Wir sind schon unterwegs.

Ein inwendiges Rauschen nimmt er wahr. Ein rhythmisches Klopfen, das sich zum Dröhnen steigert. Sein Puls. Sein trotzig schlagendes Herz, um das sich eine feste Hand geschlossen hat. Alarmsignale klingen auf, werden lauter, vereinigen sich zu einem einzigen schrillen Dauerton. Ein Sturm erhebt sich. Ein Vakuum entsteht. Es entsteht in ihm selbst, breitet sich, von seinem Inneren ausgehend, im Raum aus. Bald wird alles, die Welt wird bald ein einziges Vakuum sein. Alle Luft ausgesaugt. Er sieht das Entsetzen im Gesicht von Christina. Sie springt auf, rennt hinaus. Und sie kommen, umringen ihn, nehmen etwas an ihm vor, und er taucht in die Dunkelheit ein, in der Gott auf ihn wartet.

Sein Erwachen ist schwer, voller Mühsal und Arbeit. Seine Muskeln sind verspannt, seine Zähne schmerzen. Im Schlaf hat er sie wie im Krampf aufeinandergepresst. Er taucht aus Träumen auf, erkennt, wo er ist, den Raum, die Wände, das Bett, in dem er gefangen liegt, und taucht wieder in sie zurück. Er taucht weit zurück. Es sind Kinder da. Sie sind böse. Es sind seine Brüder, aber sie wollen nicht, dass er mit ihnen spielt. Das ist ein Jungenspiel, sagen sie, du bist ein Mädchen. Sie schubsen ihn, treten nach ihm. Bin ich nicht, schreit er. Sie zerren ihn vor den Spiegel. Sieh dich doch an, sagen sie, du hast lange Haare. Du siehst wie ein Mädchen aus! Seine Haare sind etwas zu lang, das weiß er. Aber seine Mutter hat ihn doch damit lieb. Sie kämmt sie lange und streichelt sie. Er will nach ihr rufen, aber der Älteste presst ihm die Hand auf den Mund. Einer kommt mit der Schere. Sie halten ihn fest. Heulsuse! Heul doch! Pass mal auf, so sieht ein Junge aus! Na, wie gefällt dir das, Kleiner? Ungläubig sieht er die Strähnen fallen. Und er verwandelt sich.

Er verwandelt sich wirklich. Er ist kein Kleiner mehr. Er ist groß und stark. Seine Wut verwandelt ihn. Sie ist wie ein Tier, das in ihm geschlafen hat und jetzt erwacht ist und ihm zu Hilfe kommt. Es ist viel stärker und größer als er selbst, das Tier. Nichts kann es aufhalten, nichts es beschwichtigen. Es tritt, es beißt, es kreischt, es kämpft, und es fühlt keinen Schmerz und auch kein Bedauern für das, was es anrichtet. Seine Wut macht ihn groß und die Brüder klein. Da ist eine Lust in ihm, böse zu sein, und er beißt, so fest er kann, in die Hand, die er zu fassen kriegt. Das Wehgeschrei macht ihm noch mehr Lust aufs Zubeißen. He, Kleiner, das genügt! Aber dem Tier genügt gar nichts. Es bekommt nie genug.

Dein Liebling, sagt sein Bruder und hält der Mutter seine Hand hin, von der das Blut tropft. Dein Liebling hat mir das getan.

Schämst du dich nicht, sagt sie. Und wie siehst du überhaupt aus? Was ist mit deinem Haar geschehen?

Er schämt sich nicht. Er wächst. Mit jedem Wutanfall wächst er über sich selbst hinaus. Das macht ihn stark. Das bekommt ihm gut. Er lernt. Er vervollkommnet sich in der Sprache der Kinderzimmer, bis er seinen älteren Brüdern gewachsen ist: Das war ich nicht, das war der. Du lügst. Ich sage es der Mutter, die sagt es dem Vater. Und dann. Dann erlebst du dein blaues Wunder.

Das blaue Wunder. Man muss die Kinder bestrafen. Sie lügen. Sie räumen nicht auf. Sie machen sich schmutzig. Sie denunzieren einander. Sie machen Lärm, statt auf ihren Musikinstrumenten zu üben. Sie sind schlecht in der Schule. Es gibt Beschwerden. Sie sind nicht pünktlich zu Hause. Sie versauen das Bad. Sie essen nicht auf, was es gibt. Sie fallen den Erwachsenen ins Wort. Sie stehen vom Tisch auf, bevor das Schlussgebet gesprochen ist. Sie überfordern ihre Mutter. Ihre Mutter ist krank. Sie hustet. Es greift ihre Stimme an. Die Stimme, die Gott ihr gegeben hat. Das Kostbarste vielleicht, das wir in diesem Haus haben.

Was sagt er da? Gottes kostbarste Gabe, das sind die Kinder, die sie bekommen haben. Zwei Jungen, dazu das Mädchen, das sie aus dem Heim geholt und adoptiert haben, damit es in einer heilen, christlichen Familie aufwächst. Keine weiteren Schwangerschaften. Das genügt. Margarethes Gesundheit ist delikat. Nierenbecken- und Lungenentzündungen. Wenn das eine geheilt ist, fängt es woanders an. Ist das seine Schuld? Er hätte schließlich auch lieber eine Frau, die belastbarer ist. Er meint, es liegt daran, dass sie zu gründlich ist. Zu perfektionistisch. Das Pfarrhaus ist groß. Es ist riesig. Ganz oben sind Räume, die niemand bewohnt. Sie klagt, dass das alles zu putzen ist. Was soll das? Ist das nicht ihr Problem? Für mich muss nicht geputzt werden, sagt er. Er versteht nicht, warum sie so wütend wird. Wenn du unbedingt willst, sagt er betont sanft, stellen wir eine Putzfrau ein. Sie bekommt einen Weinkrampf. Warum? Warum? Er versteht das alles nicht.

Er versteht aber, dass sie kein weiteres Kind mehr will. Im Grunde will auch er keine weiteren Kinder. Soll sie also die Pille nehmen? Sie probiert es, verträgt sie aber nicht. Das ist ihm auch lieber. Denn etwas Gottloses ist und bleibt doch dabei. Und es gibt ja andere Methoden. Schließlich hat auch seine Mutter nach ihm keine Kinder mehr gekriegt, obwohl sie noch jung genug dazu war. Und damals gab es die Pille noch gar nicht. Also gut. Knaus-Ogino. Er hält sich daran. Gehorcht aufs Wort, wenn sie sagt: heute nicht.

Und dann wird sie doch schwanger. Warum fühlt er sich wie ein Schuft? Wie ein Unhold? Sie versteht es, solche Gefühle in ihm zu wecken. Wie macht sie das? Alle Welt mag ihn. Er weiß es. Er ist in seiner Gemeinde beliebt. Man vertraut ihm. Man wendet sich an ihn. Er tröstet Kranke, Sterbende und Hinterbliebene. Er schlichtet Ehestreit. Berät bei Erbschaftskonflikten, Erziehungsproblemen und schweren Entscheidungen. Seine Mitarbeiter lieben ihn. Die Pfarramtssekretärin. Der Küster. Das Kindergartenpersonal. Die Organistin. Sogar die Konfirmanden mögen ihn. Vor allem die Mädchen. Das verhehlt er sich nicht. Frauen überhaupt. Er hätte es leicht mit ihnen, das weiß er. Doch er ist monogam.

Er weiß, dass die meisten Männer es nicht sind. Als Seelsorger erfährt er, wie viel Mühe sie damit haben, es dennoch zu sein. Ihn kostet es keine Mühe. Er ist es einfach. Gott hat ihn so gemacht. Vielleicht liegt es aber auch daran, dass die eine Frau, die er hat, nicht nur genug, sondern bereits zu viel für ihn ist. So sehr strengt ihn die Ehe an, und manchmal denkt er, das katholische Zölibat sei vielleicht doch keine ganz schlechte Einrichtung.

Er liebt seinen Beruf. Jeder Weg durch die Straßen seiner Gemeinde, das Grüßen und Gegrüßtwerden, diese gewisse Ehrerbietung, die er auch bei denen spürt, die kirchenfern bleiben, das dörfliche Dazugehören, das ihm niemand streitig macht, all das macht ihn glücklich und froh, bis er sein Haus betritt. An der Schwelle empfängt ihn sein anderes Leben.

Einen Moment bleibt er hinter der Tür stehen und horcht auf das Getöse im oberen Stock. Ein Schlachtenlärm, der von einem Kinderzimmer ins andere wogt. Eine Verfolgungsjagd scheint im Gang. Gegenstände poltern zu Boden. Eine Mädchenstimme kreischt. Erneutes Poltern. Aus dem Wohnzimmer dringt das Geschrei des Babys, und er erkennt, dass es nicht erst seit Kurzem schreit. Sein Geschrei hat bereits die Grenze erreicht, in der es ins Hysterische kippt. Jawohl. Dieses Baby ist noch kein Jahr alt und beherrscht bereits alle Register der Hysterie, wenn es nicht bekommt, was es will. Er tritt ins Zimmer und nimmt es aus seinem Laufställchen hoch. Das Baby macht sich steif und fährt fort zu schreien. Es will nicht ihn, es braucht die Mutter. Wo steckt Margarethe? Er betritt mit dem schreienden Kind auf den Armen die Küche. Sie ist nicht da. Er findet sie im Musikzimmer. Sie ordnet Noten. Sie blickt zu ihm auf, eine wilde, fremde Entschlossenheit im Blick. Ich muss hier aufräumen, sagt sie. Das Chaos im Haus bringt mich um. Ich kann die Partitur von »Wachet auf ruft uns die Stimme« nicht finden. Weißt du, wo die ist?

Sie ist blass. Ihre Lippen sind blutleer. Da ist ein Zug von Härte in ihrem Gesicht, den er kennt und der ihm Angst macht. Die Kinder –, sagt er. Kümmere du dich um sie, herrscht sie ihn an, siehst du nicht, dass ich zu tun habe? Ich bin den ganzen Tag zu nichts gekommen. Wenn ich einmal – dann kommst hier rein und willst auch noch was von mir. Hörst du nicht, was oben los ist? Du musst endlich ein Machtwort sprechen! Die zanken schon den ganzen Nachmittag. Und ich muss die Partitur finden! Ich werde wahnsinnig, wenn ich – Er reicht ihr das Baby, das weiterschreit, und dreht sich um. Ein Machtwort sprechen. Etwas in ihm steigt bis unter die Haarwurzeln. Er geht die Treppe hinauf. Langsam. Seine Schritte sind schwer. Papa kommt, ruft eine Stimme, und plötzlich ist es ganz still.

Was ist hier los?

Nichts. Wir haben nur ein bisschen gespielt.

Der Boden ist übersät mit den Ruinen einer Legolandschaft. Dazwischen Kekskrümel, zerbrochene Reste von Buntstiften, eine nackte Puppe mit verwüsteter Frisur, eine Kakaolache auf dem Tisch, von der es auf den Teppichboden tropft. Er hebt ein zerknülltes Malblatt vom Boden auf, glättet es, sieht eine Zeichnung, die mit schwarzem Gekritzel unkenntlich gemacht worden und auf der das Wort SAU zu entziffern ist.

Wer war das?

Ich nicht, schallt ihm dreifach entgegen. Sein Blick fällt auf Sebastian, der einen Ritterhelm trägt und mit beiden Fäusten ein Plastikschwert umfasst.

Gib das her!

Sebastian drückt das Schwert an sich und hält seinem Blick stand, als wollte er sagen: Siehst du nicht, dass ich gerüstet bin?

Gib das her!

Sebastian rührt sich nicht. Jan-Ulrich und Kerstin weichen zur Wand zurück. Auch ihre Blicke weichen ihm aus. Aus Jan-Ulrichs Hand fällt ein Auto zu Boden.

Heb das auf!

Jan-Ulrich bückt sich sofort, hebt das Auto auf und hält es ihm mit einer Geste entgegen, in der sein Bemühen erkennbar wird, ihn zu besänftigen. Gleichzeitig lässt Sebastian sein Schwert zu Boden fallen.

Heb das auf!

Nein, sagt Sebastian.

Heb das auf!

Nein, sagt er, tu ich nicht.

Heb das auf! Sonst tue ich es, und du weißt, was dann passiert!

Sebastian schüttelt wild den Kopf. Als könne er, was auf ihn zukommt, noch abschütteln. Aber es hat ihn bereits im Griff. Das Schwert saust auf ihn nieder. Doch es ist leicht und schwach, es fliegt in die Ecke, und jetzt ist es die Hand, die auf ihn niedersaust, eine große, knochige Hand, die es versteht wehzutun. Sie zerrt an seiner Hose, trifft auf seine nackten Schenkel. Hebst du das endlich auf? Nein, schreit Sebastian. Die Hand verharrt in der Luft. Es ist ganz still. Die beiden anderen haben sich aus dem Zimmer verdrückt.

Du weißt, was ich mit dir tun kann, sagt er. Seine Stimme ist leise. Ich gebe ihm noch eine Chance, denkt er. Das muss sein. Er ist noch ein Kind. Aber bringen die Kinder nicht von Geburt an einen erwachsenen Willen mit auf die Welt? Der Wille muss nicht wachsen, er ist einfach da, vom ersten Schrei eines Kindes an in voller Größe. Der Wille ist das angeborene Übel im Menschen. Er muss gebrochen werden. Sonst ist Erziehung nicht möglich.

Also?

Nein!, schreit Sebastian.

Da bleibt ihm nichts anderes übrig. Er zerrt ihn ins Bad, reißt ihm die Kleidung herunter. Du willst es nicht anders!

Er schlägt die Kinder nicht gern. Ja, er hasst es, sie schlagen zu müssen. Er will das nicht. Er will liebevoll sein. Ein Vorbild. Und stolz auf sie. So wie sein Vater ein Vorbild und stolz auf ihn war. Sein Vater schlug mit Gegenständen. Mit Stöcken. Mit dem Lineal. Das Lineal war schlimm. Handwerkszeug eines Mathematiklehrers. Das passte. Das überzeugte. Das saß. Das war eine klare, widerspruchsfreie Beweisführung. Wagst du es zu widersprechen? Sein Vater konnte am Ende stolz auf ihn sein, weil der Geist des Widerspruchs in ihm zum Schweigen gebracht worden war. Der Wille gebrochen. Er konnte es genau fühlen, wie er in ihm brach. Danach fehlt einem die Stimme, um weiter zu schreien. Da kommt nur noch ein Schluchzen. Und eine große Bedürftigkeit folgt der Bestrafung. Bedürftigkeit nach der Liebe, die seinen Vater zwang, das zu tun, was er tat. Begreifen, dass das Liebe war und der Wunsch, stolz auf ihn zu sein, und dass er diesen Wunsch seines Vaters enttäuscht hatte. Ich will das bestimmt nie mehr wieder tun … Und dann die Verwandlung des Vaters. Der Anflug einer Zärtlichkeit, die so – und nur so – möglich geworden war. Na, komm her …

Es gibt einen Moment, in dem Stille eintritt. Es ist der Moment, wenn der eiskalte Wasserstrahl trifft. Der Körper scheint sich in sich selbst zu verkriechen. Die Luft bleibt weg. Da schreit keiner mehr. Aber die Stille ist lauter und anklagender als jedes Schreien. Das nackte Entsetzen. Nachher hebt er seinen Sohn aus der Dusche und hüllt ihn in ein Badetuch. Na, komm her … Und da ist er, der zitternde schmale Kinderkörper, der sich an ihn drängt …

Gedächtnis seiner Haut, seiner Hände und Arme. Darin eingeschrieben für immer. Solange er lebt.

Hallo, Vater. Wie geht es dir heute?

Gut, bildet er mit den Lippen. Müde, setzt er hinzu.

Kein Wunder, sagt Sebastian. Die geben dir immer noch etwas Propofol. Das ist das Zeug, mit dem sie dich lahmlegen, wenn deine Bronchien wieder krampfen. Entspannt dich, weißt du? Haben sie's leichter mit dir. Ein schlafender Patient ist ein guter Patient für sie. Ich habe ihnen gesagt, sie sollen das lassen. Du musst wach sein. Wieder selbst atmen. Du willst hier raus, okay? Du kommst hier raus! Versprochen. Ich bringe dich hier raus, und zwar aufrecht, verstanden?

Ja. Ja.

Sebastians Gegenwart. Das ist es, was er braucht. Keine Pfleger, keine Ärzte. Sebastian soll bei ihm sein. Wenn Sebastian bei ihm ist, kann ihm nichts passieren. Er lässt es nicht zu, dass er stirbt. Damals, vor zehn Jahren, war auch Sebastian bei ihm, und er hat überlebt, obwohl das niemand für möglich hielt. Damals wie heute Sebastians Versprechen: Du stirbst nicht! Und er hält, was er verspricht. Auf Sebastian ist Verlass. Er verlässt ihn nicht.

Alle verlassen ihn, … Alle …

Er geht durch die leeren Kinderzimmer. Er weint. An den Wänden die hellen Rechtecke, wo die Bilder von Pinocchio und Puh, dem Bär, hingen. Auf dem Teppichboden die Flecken von Marmelade, Kakao und Undefinierbarem. Der Hall seiner Schritte auf dem Flur vor den Zimmern. Das Haus hat seine Stimme verändert, seit es geleert wurde. Seine Geräusche klingen wie eine Verfluchung. Hohl und bedrohlich. Er tritt auf die Treppe nach unten, und da stehen sie. Margarethe. Christina an ihrer Hand. Kerstin. Jan-Ulrich. Sebastian. Sie warten auf irgendetwas. Sie blicken zu ihm herauf. Soll er noch etwas sagen? Sie verabschieden? Gott! Was verlangt Gott von ihm!

Ihr lasst mich alle allein, sagt er. Und da geschieht etwas.

Ich nicht, sagt Sebastian. Ich bleibe bei dir.

Er hält den Kopf gesenkt und kommt Stufe für Stufe zu ihm hinauf, bis sie nebeneinanderstehen.

Lass das nicht zu!, ruft Margarethe. Er ist erst zehn! Er braucht mich! Er kommt mit mir!

Und er greift nach Sebastians Hand, einer kräftigen, warmen Kinderhand, die sich ihm überlässt.

Sebastian!, ruft Margarethe. Du kommst mit uns!

Nein, sagt Sebastian. Tu ich nicht.

Sebastian ist ein großer Neinsager, ein schlechthin nicht erziehbares Kind. Sebastian tut, was niemand will, nur er selbst. Er versteht gar nicht, was ein anderer Wille als sein eigener will, wird es nie verstehen. Sebastian glaubt so sehr an sich und so ausschließlich, dass ihm die Welt der anderen mehr und mehr abhandenkommen wird. Seine Grenze verläuft nicht zwischen Richtig und Falsch, Gut und Böse, sie verläuft zwischen Ihr und Ich. Und er hat sie überschritten, indem er sich neben den Vater stellt und ein nie wieder auszulöschendes Wir begründet. Er und Ich. Ich und Er. Nicht dass er etwas begreift. Er begreift so wenig, was hier vor sich geht, die Trennung seiner Eltern, wie er von den Strafen begriffen hat, von denen er weit mehr als seine Geschwister erhielt, Prügel, weit über Erträglichkeitsgrenzen hinaus, eiskalte Duschen, Einzelhaft, er begreift nichts von alldem, nicht womit er sie verdient hat, wie sein Vater sagt, nicht inwiefern er sich dadurch ändern soll, nicht, wie er zu der Trennung, die hier vor sich geht, beigetragen hat, wie seine Mutter ihm später erklären wird (dieser ganze Stress mit dir!), er weiß nur, dass er den weinenden Mann auf der Treppe nicht allein lassen will. Ein einziges Mal im Leben, zehn Jahre alt, gibt es das für ihn: nicht mehr Ich und die Anderen, sondern Er und Ich. Und es wird nie wieder anders sein.

Du hättest das nicht zulassen dürfen, sagt Gott. Du hast ihn dir zum Gefährten gemacht. Zum Gefährten deines Verlassenseins, deiner Gekränktheit, deiner beleidigten Männlichkeit.

Was hätte ich denn tun sollen, Herr? Ihn verlassen, wie seine Mutter ihn verlassen hat, als sie ging und ihn zurückließ?

Du bist es, der hier verlassen worden ist. Sie hat dich verlassen. Begreifst du das immer noch nicht?

Was konnte ich denn nur tun?

Du hättest ihn loslassen müssen. Ihn gehen lassen. Dass ihr das immer nicht könnt!

Der doch nicht. Der wäre niemals gegangen, Herr. Niemals, wenn er nicht wollte.

Wenn ich nicht wollte.

Wie?

Glaubst du, ich hätte nur deine Schritte gelenkt? Und nicht auch seine? Und nicht Margarethes, als sie dich verließ und mit den drei anderen Kindern zum Auto ging, das vor dem Pfarrhaus wartete, und dem Möbelwagen nachfuhr, der schon unterwegs war? Glaubst du das?

Du warst es, der sie mir genommen hat?

Wer sonst? Erinnere dich!

Ich erinnere mich an die Stille im Haus, als sie weg waren. Nur Sebastian und ich. Mein schwer erziehbarer Sohn und das leere Haus.

Papa, was machen wir jetzt?

Wir sehen mal nach, was im Kühlschrank ist.

Pizza gibt es immer. So groß kann kein Lebenselend sein, dass keine Pizza mehr im Kühlfach ist. Und

Einbauküchen sind ein Bollwerk gegen den totalen Räumungsausverkauf einer Familienbehausung.

Und wo soll ich schlafen? Sie hat mein Bett mitgenommen.

Du schläfst bei mir.

Das Telefon schrillt. Beide laufen sie hin: die Nachricht, dass alles nicht wahr ist. Sie kommen zurück. Sie wissen: Es geht gar nicht, dass sie gegangen sind. Sie haben es endlich begriffen: Es ist nicht möglich. Es war nur ein Scherz. Eine Warnung. Ein Irrtum. Ein Irgendwas, das es gar nicht gibt.

Sebastian ist schneller. Wer? Ach, Tante Ingrid. Mama ist nicht da. Sie ist weg. Nein, sie kommt nicht mehr nach Hause. Hör mal, wie das klingt. Er macht ein paar Schritte. Das leere Haus wirft den Hall zurück. Hörst du das, sagt Sebastian. Sie hat alles mitgenommen, als sie gegangen ist. Nur mich hat sie dagelassen …

Der Hall in den Räumen. Der Hall war das Schlimmste.

Das war meine Stimme, sagt Gott, mit der ich zu dir sprach.

Was wolltest du mir denn sagen?

Ach, nichts Besonderes.

Nichts Besonderes! Es war das Schrecklichste, was mir je widerfahren ist, als Margarethe ging.

Fängst du jetzt an zu klagen? Es gibt nichts Öderes für mich als die Klagen der Männer, die von ihren

Frauen verlassen worden sind. Wirklich. Das ist unzumutbar. Ich entferne mich, wenn du nicht aufhörst.

Bleib, Herr. Lass mich jetzt nicht allein. Darf ich dich etwas fragen?

Nein. Ich kenne die Fragen, die ihr stellt: Wie konnte ich das zulassen etc.? All deine Träume vom evangelischen Pfarrhaus vernichten? Familie. Kinder. Musik. Tischgebet und Tannenbaum. Gäste. Erbauliche Reden. Diese ganze Luthersache.

Ja. Was war falsch daran?

Richtig. Falsch. Anders könnt ihr nicht fragen.

Wie lautet die richtige Frage, Herr?

Es gibt keine richtige Frage. Ich gebe und nehme. Noch nie was von Hiob gehört?

War ich das? Hiob?

Mehr oder weniger. Mehr oder weniger seid ihr das alle.

Hast du mir darum die Frau genommen, die Kinder, meine Gesundheit, alles eigentlich?

Wir wollen nicht übertreiben. Hiob war ein Gerechter. Was man von dir nicht behaupten kann. Es gibt eine andere Lesart: Du hast dich selber darum gebracht. Mit Wut, Gewalt, Zigaretten, Alkohol und manchem anderen, wovon wir nicht reden wollen. Vergiss das nicht. Da kann einem schon mal die Frau und auch die Gesundheit abhandenkommen. Denk kleiner. Denk kleiner von dir. Und auch von mir.

Von dir, Herr?

Das Meiste geschieht einfach so, weil ihr tut, was ihr tut.

Bist du denn nicht immer um mich gewesen, Herr? *Von allen Seiten umgibst du mich und hältst deine Hand über mir. Ich sitze oder stehe auf, so weißt du es …*

Schon gut, schon gut. Ich kenne die Psalmen besser als du. Ich mag sie übrigens sehr. So lasse ich mit mir sprechen. Wenn es auch manche Entgleisungen darin gibt. Immer dann, wenn die Menschen mich auf ihre Seite ziehen wollen. *Sollte ich nicht hassen, Herr, die dich hassen? Ich hasse sie mit ganzem Ernst.* Siehst du: Hass macht so humorlos! Und Hass, der sich auf mich beruft – aber lassen wir das. Die heiligen Schriften sind schon recht. Und wo wäre ich ohne sie? Ich wäre noch ein Wald- und Wüstengott. Spräche die Sprache der Stürme, des Donners, des Feuers, der Sonnenfinsternisse und Klimakatastrophen, die mir, ganz nebenbei, immer noch zu Gebote steht. Doch ich bediene mich gern der menschlichen Sprachen und lasse mich darin verehren und anbeten. Griechisch. Hebräisch. Arabisch … Was wolltest du noch von mir? Ach ja, du bist erschüttert, weil du nicht der Einzige bist, um den es damals ging. Höre: Ihr alle habt eure Geschichte mit mir. Jeder Einzelne von euch. Ich bin für euch immer der Andere. Der große Mitspieler. Der, den ihr nicht zu fassen kriegt. Der immer wieder entwischt und immer wieder da ist. Mit an mich Glauben ist es da nicht getan. Sich mit mir abfinden ist schon besser. Denn ihr entgeht mir nicht. Ich bin der Gott der Verlassenen wie derer, die sie verlassen, der Verratenen wie der Verräter, der Belogenen wie der Lügner, der Besiegten wie der Sieger – soll ich weitermachen?

Bist du denn nicht der Eine Gott?

Ich weiß, was du wissen willst. Du willst wissen, ob es mich gibt. Das wollt ihr alle, wenn es ans Sterben geht. Alle die braven Atheisten, die ihr Leben lang auf der sicheren Seite gewesen sind. Kein Blick über das hinaus, was ihnen ihr Verstand erschließt. Und plötzlich wollen sie wissen, ob da nicht doch etwas ist, die ganze Zeit ihres Lebens da war, das ihnen entgangen ist. Oder die anderen, wie du, die mit mir gerechnet, mich studiert haben, die an mich glauben und plötzlich wissen wollen, ob es mich wirklich gibt.

Gibt es dich wirklich, Herr? Kann ich mich darauf verlassen?

– – – – –

Mein Leben lang habe ich dir gedient. Und jetzt? Lass mich nicht zweifeln! War das ein frommer Selbstbetrug? Meine Gebete – an wen gerichtet? Die Gottesdienste, die ich dir gehalten habe – Rituale? Traditionspflege? Kulthandlungen, die ein menschliches Bedürfnis befriedigen, weiter nichts? Das Gefühl deiner Anwesenheit darin nur ein Gefühl? Die

Stimmung frommer Ergriffenheit, die mich so oft beseelt hat, nichts als eine Stimmung der Seele? Die ganze Schönheit sakraler Handlungen. Die heiligen Texte. Die Hymnen. Musik. Nichts als ein großes Gesamtkunstwerk, das von menschlicher Genialität zeugt statt von dir?

– – – – –

Antworte mir bitte, Herr. Ich brauche das jetzt. Ich sterbe. Ich habe Angst, ohne dich zu sterben. Es geht mir schlecht. Ich ersticke. Ich werde am Ende nicht mehr genug Sauerstoff haben. Sie werden ihn in mich hineinpressen, aber mein Körper wird ihn nicht mehr aufnehmen. Dann ist es mit mir vorbei. Verlass mich jetzt nicht, Gott!

– – – – –

Du bist so unruhig, Vater. Was ist mit dir los? Soll ich den Ärzten Bescheid sagen?

Er hört es, weiß aber nicht, wer spricht. Nicht einmal mit wem. Er hat die Augen geöffnet, sucht ein Unbekanntes nach Anhaltspunkten ab, nimmt wahr: strukturloses Weiß, leer, unbegrenzt, dann eine Lampe und erkennt, dass es die Zimmerdecke ist. Darunter findet er sich selber, hilflos und leidend, gefesselt an dieses Bett, auf dem er liegt, und an die Geräte, die seine Lebensmaschine in Gang halten. Er fixiert seine an der Decke wandernden Blicke, die dort nach etwas gesucht haben, das in einem tief in ihm wurzelnden Verständnis über ihm ist, und er findet Sebastian an seinem Bett stehen.

Ich werde nicht sterben, denkt er. Sebastian lässt das nicht zu. In ihm ist eine Kraft, die ihm selbst Kraft gibt. Leben. Er zehrt davon. Hoffnung steigt in ihm auf, dass Sebastian ihm zu leben hilft. Was für eine Magie ist das? Was für ein Elixier gibt er ihm zu trinken? Welcher Vogel nährt, sterbend, die eigene Brut mit dem eigenen Blut? Nur dass es hier umgekehrt ist, der Sohn nährt den Vater mit Kraft, Vitalität, Hoffnung, die er von sich auf ihn überträgt.

Die alte Gier erwacht in ihm. Leben. Dasein. Dableiben. Nie genug haben. Es ist erstaunlich, wie sie noch in seinem sterbenden Körper lebendig ist, die Gier, die ihn einst zum Raucher gemacht hat und zum Konsumenten von Alkohol. Sebastian hat den Stoff für ihn, den er jetzt braucht. Hoffnung.

Es ist nicht die Hoffnung, die er als Pfarrer gepredigt hat. Sie richtet sich nicht auf ein Jenseits, nicht auf Erlösung. Sie ist ganz irdisch und diesseitig: Nicht sterben. Leben.

Du kommst hier raus, Vater. Versprochen. Ich sorge dafür. Er wird ihn auf seinem Rücken nach Hause tragen, wie Aeneas seinen Vater aus dem brennenden Troja getragen hat. Sebastians Rücken ist breit. Er ist stark. Sein wiegender Gang, seine Haltung, seine Stimme, alles an ihm verheißt den Kämpfer, der sich nicht einschüchtern lässt. Sebastian hat ihn schon einmal vom Tode errettet. (Waren das nicht Ärzte? Medikamente? Medizintechnologie? Egal.) Er wird es wieder tun.

Sebastian spricht mit den Ärzten. Er macht ihnen Beine. Er bläst ihnen den Marsch. Er zeigt ihnen, wo der Hammer hängt. Er schreibt seitenlange Briefe an die Klinikleitung. Droht. Mahnt. Verblüfft, wenn es sein muss, mit Fachkenntnissen aus dem Internet. Er ist juristisch beschlagen. Kennt alle Debatten betreffs Intensivmedizin und – Sterbehilfe. Ein Unwort. Ein Generalverdacht, den er gegen die Gesamtheit des Klinikpersonals hegt. Sein Vater stirbt nicht. Er wird leben. Er wird achtzig Jahre alt werden.

Du willst achtzig Jahre alt werden. Das stimmt doch?

Die Ärzte sind da. Umstehen sein Bett. Er nickt.

Es gibt keine Patientenverfügung. Warum auch? Er hat immer gewusst, dass Gott über ihn verfügt, nicht er selbst über sich. Das ist der Glaube. Er wohnt tief in ihm. Da, wo sich nie etwas ändert. Kein Fragen, keine Zweifel reichen da hin. Der Glaube ist mit ihm geboren. Er war schon vor ihm da. Bevor er auf die Welt kam, hat Gott eine Schwester zu sich genommen. Der Herr über Leben und Tod hat das getan.

Er wollte das Kind für sich, und da haben die Eltern sich in den Willen des Herrn gefügt und keinen Arzt geholt, als das Fieber stieg. Das macht der Glaube, dass man Gott mehr vertraut als den Menschen, und Ärzte sind Nurmenschen. Da, wo er herkommt, sind Ärzte Nurmenschen gewesen. Das Schwesterchen ist uns vorausgegangen, sagte man. Da, wo er herkommt, sind die Toten Vorausgegangene. Wir folgen ihnen irgendwann. Aber auch da, wo er herkommt, hofft man, dass das dauert.

Sehen Sie, sagt Sebastian zu den Ärzten. Das ist seine Patientenverfügung. Er will achtzig werden.

Die Ärzte wiegen die Köpfe. Das tun sie immer, bevor sie hinausgehen. Diesmal bitten sie Sebastian, ihnen zu folgen. Es gibt etwas, schließt er daraus, über das sie nicht in seiner Gegenwart sprechen wollen. Das empört ihn. Es ist scheußlich, empört zu sein, wenn man nicht sprechen kann. Eine Kaskade von Beschimpfungen staut sich in seinem Kopf. Arschlöcher allesamt! Er will dabei sein, wenn über ihn gesprochen wird. Er denkt ernsthaft darüber nach, was er tun kann, um sie zu zwingen, zurückzukommen. Eine Kanüle herausziehen. Den Beatmungsschlauch. Wie sein dementer Bettnachbar es manchmal versucht. Ein ungezogener Patient sein, der Ärger macht. Gott, wie erniedrigend!

Ja, das bin ich, der dich gerade prüft, ob dein Stolz der Erniedrigung standhält. Sofern man noch von

Stolz sprechen kann. Anstand. Würde. So wie es jetzt um dich steht.

Gott soll mal still sein! Er hat ihn gar nicht gemeint.

Sie haben mich nach meiner Vollmacht gefragt, sagt Sebastian, als er wieder hereinkommt. Sie wollen es schriftlich. Beglaubigt. Notariell. Es war nicht das erste Mal, dass sie mich fragen. Sie sagen, sie brauchen das.

Wozu, formt er mit den Lippen. Ich bin nicht dement. Sie können mit mir sprechen.

Sebastian ist von allen der Beste im Lippenlesen. Doch auch für ihn ist das zu viel Text.

Wozu, wiederholt er.

Er geht davon aus, dass Sebastian auf seiner Seite ist. Er wird nicht zulassen, dass man ihn entmündigt. Entmündigung ist das Wort, das in seinem Kopf feststeckt. Er formt es mit dem Mund. Sebastian versteht nicht. Was? Er strengt sich an. Presst die Lippen fest aufeinander, stülpt sie vor beim ü, rundet sie für das u, aber die Konsonanten werden tief innen im Mund gebildet, wo man sie nicht sieht. Er spürt, wie seine Züge sich verzerren, auch vor Wut.

Buchstaben, artikuliert er.

Sebastian sagt das Alphabet auf. Er nickt beim E. Dann von vorne. n – t – m – u – Entmutigung? Nein. Weiter. Entmuen … – Entmündigung. Endlich.

Wie kommst du darauf?, fragt Sebastian.

Er schüttelt den Kopf. Nein.

Was heißt das, nein?

Keine Vollmacht.

Er möchte streiten. Ihm ist danach. Einen guten alten Streit mit Sebastian, den braucht er jetzt. Was erlaubt sich der Junge? Ihn zu entmündigen? Geht das schon wieder los? Vor ein paar Monaten hat er von ihm verlangt, dass er ihm das Haus überschreibt. Das könnte ihm so passen. Dass er in seinem eigenen Haus nicht mehr der Herr ist. Was glaubt der eigentlich? Dass man über seinen Kopf hinweg einfach entscheiden kann? Kommt gar nicht in Frage. Nie. Nur über meine –

Das reicht!, sagt Gott.

Verstehst du nicht, sagt Sebastian. Ich muss Rechnungen bezahlen. Versicherungen. Finanzamt. Dein Auto abmelden. Ich brauche eine Generalvollmacht. Auch fürs Krankenhaus. Die Ärzte geben mir sonst keine Auskunft mehr. Und einer muss auch Entscheidungen treffen. Einwilligen, welche Behandlung –

Ich, sagt er. Das Wort ist seltsamerweise artikulationsschwach. Man kann es mit kaum bewegtem entspanntem Mund sprechen. Er aber presst seine Lippen an die Zähne, bleckt sie wie ein Tier, das drohen will. Doch es ist ein Tier, das am Boden liegt und schon besiegt ist.

Vater, sagt Sebastian, du bist nicht immer wach. Nach jedem Atemnotfall legen sie dich, manchmal für

Tage, ins Koma. Es muss jemanden geben, der dann Entscheidungsbefugnis hat.

Generalvollmacht. Ein Wort, das keine Fragen, das gar nichts mehr offen lässt. Keine Klauseln. Keine Ausnahmen. Nichts. Generalvollmacht. Für immer. Für alle Fälle. Und für den Fall aller Fälle.

Es tritt doch nur da in Kraft, wo du selber nicht mehr entscheiden kannst. Eine Pause entsteht. Was ist, Vater?

Ich denke nach, artikuliert er.

Du weißt doch, dass du dich auf mich verlassen kannst, sagt Sebastian. Das weißt du doch, Vater.

Verlassen. Was für ein Wort. Die Wörter in ihm gewinnen ein eigenes Leben. Sie dienen nicht mehr der distinkten Verständigung. Sie fallen in sein Bewusstsein, tauchen bis auf den Grund, rühren den Schlamm auf, der sich dort abgelagert hat, vermischen sich, trüben es ein, ziehen ihn mit auf den Grund hinab. Verlassenheit. Verlässlichkeit. Irgendwo muss die Wurzel von beidem sein. Tiefer. Noch tiefer. Da, wo kein Gedanke hinabreicht. Nur noch ein Bild. Nur Erinnerung. Nebeneinander standen sie auf der Treppe. Ich gehe jetzt, sagte sie. Und jeder von ihnen beiden griff nach des Anderen Hand, als sie sich wegdrehte und mit den übrigen Kindern das Haus verließ. Er und ich. Ich und er. Und der Satz: »Er braucht mich.« Reziprok. Beide führen ihn seither im Mund.

Es ist, als habe Margarethe sie mit demselben Bann belegt, als sie beide gleich tief und gleich schmerzhaft verwundete, indem sie sie zu Verlassenen machte.

Verlassenheit und Verlässlichkeit. In der Etymologie ihres Lebens ist es dasselbe. Immer unter einem Dach gelebt. Selbst als Sebastian in einer zweihundert Kilometer entfernten Stadt arbeitete, kam er jeden Abend nach Hause, als sei das keine Option, dass erwachsene Söhne ausziehen und ein eigenes Leben beginnen. Freundinnen? Selten. Eher beiläufig. Anlassgeberinnen für das Zerwürfnis, das mit großer Verlässlichkeit bald folgte. Nicht im Liebeswerben, im Streit wird er großartig. Im Zerwürfnis tritt hervor, was den Glanz seiner Person ausmacht und sein innerstes Wesen zum Schillern bringt. Es hat sich keine Frau gefunden, die das würdigt. Sie zogen sich immer verschreckt zurück, wenn er ihnen zeigen wollte, was in ihm steckt, so wie er es Geschwistern, Lehrern, Kollegen gezeigt hat. Freunde gibt es nicht. Bleibt nur sein Vater. Er braucht ihn so! Auch für den Streit. Ihre physischen Kämpfe endeten erst, als der eine zu schwach und der andere zu stark geworden war. Doch die wütenden Debatten treten mit großer Verlässlichkeit auf den Plan. Es gibt schon lange kein Handgemenge mehr. Das Äußerste ist ein Wurf mit dem Schlüsselbund vor die Füße des Gegners. Des Vaters. Des Sohnes. Dann stürmt der Vater hinaus und versucht seine Atmung unter Kontrolle zu bringen. Jedes Mal denkt er: Das bringt mich um. So war es noch vor Kurzem.

Ob er sich auf Sebastian verlassen kann? Soll das ein Witz sein?

Natürlich weiß er, dass er auch die anderen Kinder bevollmächtigen könnte. Jan-Ulrich ist sogar Jurist. Niemand könnte geeigneter dafür sein als er, kompetent und gewissenhaft. Nichts spräche auch gegen Christina, die medizinisch bewandert und deren Mann Arzt ist. Im Grunde wären sie beide viel eher als Sebastian geeignet, seine Interessen zu vertreten. Aber er denkt nicht einmal darüber nach. Sebastian ist es. Sebastian macht sich für ihn stark. Bei Sebastian ist Rettung. Er holt ihn hier raus. Er hat es versprochen. Sebastian würde ihn niemals zurücklassen.

Zwischen den Trümmern zwei Flüchtende, ein junger Mann und ein alter. Der Sohn trägt seinen alten Vater auf den Schultern. Er schreitet sicher aus. Seine Schultern sind breit. Der Alte macht es sich bequem darauf. In ihrem Rücken die Stadt. Ich bringe dich weg von hier, sagt der Sohn. Schau dich nicht um, Troja brennt.

Vater?

Er denkt nach. Das dauert. Sebastian weiß das. Ich geh eine rauchen, sagt er. Auch der Sohn ist ein

Raucher, wie es sein Vater war. Er wird einmal enden wie er. Und wer wird dann bei ihm sein? Doch das ist jetzt nicht das Thema.

Es geht um ihn. Und er kostet es aus: Ich entscheide das. Noch einmal Souverän sein im eigenen Leben. Noch einmal bestimmen. Ich will. Es ist mein Wille. Niemand entscheidet für mich, wenn ich entscheide, wer für mich entscheiden soll. Die Geliebte wird es nicht begreifen. Die anderen Kinder werden sich zurückgesetzt fühlen. Das zählt nicht. Was zählt, ist sein Wille. Er hat keine Zweifel. Es steht von Anfang an fest, wen er bevollmächtigt. Es ist eine Gabe, die er dem zuerkennt, den er dafür erwählt hat. Sein schwer erziehbares Kind. Er zeichnet es damit aus, und es ist nicht viel Vernunft dabei, sondern viel Liebe. Das ist für dich. Mein Wille. Behandle ihn gut. Er soll jetzt bei dir liegen. Ich zeichne dich damit aus vor deinen Geschwistern, die immer mehr als du meinem Willen entsprachen, indem sie wurden, was mir gefiel. Berufe erlernten. Familien gründeten. Aber du bist es. Verstehst du das? Ich verstehe es selbst nicht. Doch es ist mein Wille, dass du meinen Willen bekommst.

Bevor wir sentimental werden, mischt Gott sich ein, du weißt, dass da noch etwas anderes im Spiel ist.

Was? Er hat gehofft, dass Gott sich einmal heraushält.

Du weißt, was es ist.

Keine Ahnung.

Wie ich es hasse, wenn ihr euch verstellt. Es ist so jämmerlich. Und im Übrigen vergebens. Denn ich verstehe eure Gedanken von ferne. Auch wenn ihr sie vor euch selbst verbergt, stehen sie im Licht vor meinem Angesicht …

Bitte jetzt keine Psalmen. Ich habe schwere Entscheidungen zu verantworten. Juristisches. Dafür, entschuldige, bist du nicht zuständig, Herr. Vermögenstechnisches. Gesundheitsvorsorge.

Gesundheitsvorsorge. Ist das nicht in deinem Fall eine Frage von Leben und Tod? Du weißt schon, diese Maschinen, an denen du hängst, das ist Menschenwerk. Es gibt da gewisse Entscheidungen, die möglicherweise zu treffen sind.

Ich weiß.

Und du weißt auch, dass dein Sohn, wie wir ihn kennen, niemals sein Einverständnis dazu geben wird, dass man dir hilft, wenn du sterben willst? Und du wirst sterben wollen. Am Ende wirst du dir wünschen, sterben zu dürfen.

Ich weiß, Herr.

Das weißt du nicht. Doch ich werde es dir zu erfahren geben. Erst dann wirst du es wissen. Doch dann wird sein Wille gelten und nicht dein eigener. Willst du das auch?

– – – – –

Willst du das?

– – – – –

Ist es nicht so: Du hast Angst davor, dass sie dir die Maschine abstellen, die dich mit Luft versorgt. Ein kleiner Handgriff, mehr braucht es nicht, und es ist aus. Oder ein wenig mehr von dem, was sie dir geben, damit du das hier erträgst. Mehr Sedativum, mehr Morphium, dass du hinüberschläfst und nicht mehr aufwachst. Du weißt, sie können das. Und sie tun es, wenn da niemand ist, der ihnen wehrt. Der ihnen droht und sie anklagt, wie es dein Sohn tun wird. Willst du das?

– – – – –

Willst du das wirklich?

– – – – –

Sebastian ist zurück. Hast du nachgedacht?

Lass den Notar kommen, artikuliert er. Bald.

Die Geliebte will ihm aus der Bibel vorlesen. Es ist eine charmante Idee. Sie behauptet, es gehe auf einen Vorschlag von ihm zurück. Wir sollten einmal zusammen das Johannesevangelium lesen, habe er zu ihr gesagt. Das machen wir jetzt, sagt sie. Er kann sich nicht daran erinnern, ist aber mit von der Partie. Jeden Tag ein Kapitel, sagt die Geliebte. Es gibt einundzwanzig. Sie geht also davon aus, dass er noch drei

Wochen lebt, und ihm selbst scheint es, als könne er unmöglich sterben vor dieser Frist. Als sei er gefeit für drei Wochen. Ein magischer Schutzschild. Selbst als Sterbender möchte man noch an irgendein Horoskop glauben. Etwas Verheißenes.

Weißt du, sagt die Geliebte, was das Gute dabei ist? Du kannst mich nicht unterbrechen. Ich weiß, du würdest mir gern lange Predigten halten, die zweifellos wunderbar wären. Aber das müssen wir auf später verschieben, wenn du wieder sprechen kannst.

Wenn er wieder sprechen kann. Er zweifelt, ob die Geliebte glaubt, was sie da sagt. Sie ist eine bekennende Anhängerin von Worst-Case-Szenarien, und er weiß, dass sie sich auf sein Sterben gefasst macht. Das bekümmert ihn nicht. Denn er muss sich selber darauf gefasst machen und hat wahrlich genug damit zu tun.

Du weißt, sagt sie, wie theologisch unterweisungsbedürftig ich bin.

Die Geliebte hat etwas Theologie studiert und sogar einen Abschluss für den gymnasialen Religionsunterricht gemacht. Kaum zu fassen, dass man sie damals auf Schüler losgelassen hat. Sie ist die lausigste Theologin, die er kennt. Wenn sie je etwas vom Fach verstanden hat, dann hat sie es jedenfalls seither gut vergessen. Er hat nie mit ihr über Glaubensfragen gesprochen. Trotzdem war da etwas, das sie miteinander verbunden hat. Eine Art von Selbstverständlichkeit, die keinen

Gesprächsbedarf aufkommen ließ. Wahrscheinlich war es das Tiefste, was sie miteinander verbunden hat: dass sie beide religiös musikalisch sind. Er hält es für eine Begabung. Sie ist mehr oder weniger in jeden gelegt. Aber wie jede Begabung braucht sie Inspiration. Förderung. Anleitung. Wenn sie nicht geweckt wird, verkümmert sie. Wie die andere Musikalität, die ihn zum Geiger gemacht hat. In ihm war beides. Die Geliebte ist ziemlich unmusikalisch, aber sie ist religiös begabt. Das hat biografisch den Umweg über ein Theologiestudium bedingt, denn die Begabungen suchen sich ihren Weg, und wahrscheinlich hat es sie nach ein paar mehr oder weniger religiös abstinenten Dekaden in seine Arme getrieben.

Die meisten Menschen sind religiös abstinent. Warum? Religion ist erotisch. Sie weckt unsere Sinne und Leidenschaften. Sie lockt uns an unsere Grenzen und darüber hinaus. Verführt uns mit Verheißungen. Versetzt die Seelen in Schwingungen. Verspricht Ekstase. Außer sich Sein. Rausch. Nur die erotische Liebe kann es mit ihr aufnehmen. Seligkeit verspricht sie. Ewige Seligkeit. Wahrscheinlich ist es der höchste Gewinn, um den jemals gespielt wurde, den Religion verspricht. Der Jackpot überhaupt. Warum so viel Abstinenz unter den Zeitgenossen? So wenig Leuchten? Grauschleier. Verkümmerung. Ganze Regionen der Seelenwelt versteppt, verödet. Zwar stehen die meisten Altäre noch, bestallte Priester und Priesterinnen verwalten den alten Kult, Bauten erheben sich, Türme ragen in den Himmel, die vom religiösen Geist ihrer Erbauer künden, aber den meisten der eingeborenen Städtebewohnern sind sie nicht weniger fremd als die Moscheen der Zugewanderten. Keine Verführungsmacht geht mehr von ihnen aus. Die Mehrheit der Menschen betritt sie wahrscheinlich niemals. Autoverkehr umbrandet sie. Die Türen sind meist verschlossen. Sie stehen so herum. Wenn es hochkommt, das heißt, wenn sie Kunstschätze bergen, ziehen sie noch ein paar Touristen statt Gläubige an. Doch vielleicht sind auch Touristen die neuen Gläubigen. Auf der Suche – nach was? Nach Ungeahntem, nach Fremdem, nach Überwältigung, nach etwas, dem zu begegnen man immerzu hofft und nach dem man sich auf die Reise macht. Gott, wie einfach. Darüber hat er noch nie nachgedacht. Als Verächter von Massentourismus macht man es sich wohl zu leicht. Menschen sind auf der Suche. Sie haben ein großes Verlangen nach einem Ort, von dem sie glauben, dass er ihnen verheißen ist. Nicht anders als Abraham, Moses … Das ist Religion, nichts anderes. Vielleicht ist sie auf Reisen gegangen.

Der religiöse Sinn, da ist er sicher, ist jedem Menschen tief eingeboren. Es ist ein Sinn, der Erfahrungen möglich macht, für die genau dieser Sinn in uns angelegt ist. Wie der ästhetische Sinn Ästhetik erfahrbar macht. Und der mathematische Mathematik erschließt. Und der Erwerbssinn das Reichwerden begünstigt. Oder die technische Begabung Innovationen antreibt. Die religiöse Begabung macht weder reich noch zum Schöpfer großartiger Werke. Sie ist durch gar nichts nachweisbar. Die meisten wissen nicht einmal, dass sie sie besitzen. Sie hat eine Ahnung von sich im Liebessehnen, auf Bergeshöhen, an Stränden vor Sonnenuntergangshorizont, ja, sie feiert wilde Feste auf Rockkonzerten wie in der Philharmonie. Stille. Frenetischer Jubel. Anbetung. Verehrung. Es gibt etwas Größeres als uns selbst, und der Sinn dafür ist uns eingeboren, reißt uns hin zur Verzückung, zum außer uns Sein. Das ist der religiöse Sinn. Er zielt genau darauf: auf das Größere als wir selbst. Das ist kein Glaube. Es ist pure Sinnlichkeit. Sensibilität für das, was unsere Sinne übersteigt. Heiligkeit. Das große Geheimnis, in das sich Gott für uns hüllt. Es ist überall. Wir nehmen die Signale davon mit unseren Augen, den Ohren und vor allem mit der Seele auf, unserem empfindsamsten Sinnesorgan, und dort wächst ein Verlangen nach Hingabe, Anbetung, Dankbarkeit. »Wir heißen's Frommsein«, sagt Goethe, der über jeden Verdacht religiösen Eifers erhaben ist.

Auch er selbst nennt es so. Er nennt es nicht Glauben, sondern Frömmigkeit. Ein ungläubiges Staunen, das der Beginn jeden Glaubens ist. Elementares Heidentum, das noch keine Formen und keine Inhalte hat. Ein Altar aus unbehauenen Feldsteinen, von dem der Rauch eines Opfers nach oben steigt. Gott? Antworte mir, Gott! Die Verständigung muss anfangs schwierig gewesen sein. Aber langsam fanden sie doch zueinander, die Götter und Menschen. Sie entdeckten ein Medium, besser als Rauch, um miteinander in Verbindung zu treten. Das ist die Religion. Religionen sind keine Systeme von Glaubenssätzen, so denkt er. Es sind vielmehr Sprachen, um sich mit Gott zu verständigen. Jede für sich voller Bilder und Poesie, Bedeutung, Verweise und geheimem Sinn. Groß angelegte, genial inspirierte Versuche, Unsagbares sagbar zu machen, Unnennbares zu benennen, sich zum schlechthin Entzogenen in Beziehung zu setzen. Wie jede Sprache haben sie ihre eigene Schönheit, ihren je eigenen Geist, ihre je eigene Würde und Überwältigungsmacht. Gebete. Kult. Rituale. Auch ethische Vorschriften, ja. Doch er glaubt, dass das Universale der Religionen mehr als das Trennende in den Geboten steckt. Oder gibt es eine Religion, die zur Ehre der Götter das Lügen empfiehlt? Den Raubmord? Betrügerei? Sind sie nicht alle weitgehend darin einig, dass die höheren Mächte gemeinschaftsförderndes Wohlverhalten honorieren?

Seine religiöse Muttersprache ist das Christsein. Sein Dialekt evangelisch. Doch das hat nichts von Beliebigkeit für ihn. Er ist zutiefst überzeugt, dass man es im Religiösen nicht weiterbringen kann, als ein evangelischer Christ zu sein. Es ist keine Rechthaberei dabei. Eher etwas wie Demut. Es hat Gott gefallen, dass man ihn nicht zum Muslim, zum Hindu oder Buddhisten erzogen hat, sondern dass er als Sohn pietistischer Eltern aufgewachsen ist – obwohl er zweifellos auch einen prachtvollen Muslim und späteren Imam abgegeben hätte. Da schadet es schließlich nichts, dass man in aller Demut ein wenig dankbar ist.

Denn Demut gehört zur Frömmigkeit wie Logik zur Mathematik. Nicht weil das Christentum unter den Religionen recht hätte, ist er Christ, sondern weil man ihn darin unterwiesen hat. Und er lauscht den biblischen Texten gern. Es ist Musik für ihn darin. Gottesmusik. Tief Vertrautes und zugleich Verstörendes wie in jeder großen Musik. Sie berührt ihn wie ein altes Stück, das ihn vorzeiten bezaubert hat und, lange nicht mehr vernommen, plötzlich aufklingt und mit unverhoffter Gewalt in die Seele trifft.

Am Anfang war das Wort, und das Wort war bei Gott, und Gott war das Wort. Die Stimme der Geliebten zittert ein wenig. Er spürt darin, wie der Geist Gottes ganz leicht durch den Raum streift und sofort wieder verschwindet. Er kann unmöglich hier verweilen, wo sich gerade einmal kein Pfleger zu schaffen macht und lautlos das Blut des Mitpatienten durch die Dialyse schwimmt, während durch die offene Tür die Betriebsgeräusche der Intensivstation dringen, das Hin und Her von Schritten und Apparaturen, die da- und dorthin gebracht werden, Stimmen, Befehle, Signale, die die Geräte aussenden, um die sich hier alles dreht. Trotzdem gibt er sich den Worten hin. Lässt sich von ihnen ergreifen, wie sie ihn immer ergriffen haben. Hunderte Male hat er sie gelesen, gehört und selber zu Gehör gebracht. Ewigkeitsworte, deren Bedeutung kein menschlicher Verstand jemals ermessen hat.

Er fällt in eine Art Halbschlaf, während die Geliebte mit wieder gefestigter Stimme weiterliest. Eine Absenz des Begriffsvermögens, obwohl seinem inneren Ohr kein einziges Wort entgeht. Würde sie etwas auslassen, wäre er sofort hellwach. Und als sie zum Schluss des ersten Kapitels kommt, *Ihr werdet den Himmel offen sehen und die Engel Gottes hinauf- und hinabfahren*, steht dieses klassische Motiv unzähliger Altarbilder, von Grünewald bis zum letzten Kitsch, wie eine eigene Vision vor ihm. Siehe, der Himmel ist offen, denkt er im Ton des Evangelisten Johannes. Und für einen Augenblick, einen tiefen Ewigkeitsatemzug lang, weiß er, was das bedeutet.

Was er so sehr vermisst: Bier. Ein frisches, kühles Bier, in langen Schlucken getrunken. Ein Glas und noch ein und noch ein Glas. Warum kann man in diesem verdammten Laden kein Bier bestellen? Warum bringt man den Moribunden nichts zu trinken? Er verlangt ja nicht viel für sich. Wenn man ihn hier schon verrecken lässt, kann er nicht wenigstens vorher nochmal ein Bier zischen? Wo bleibt Sebastian? Sebastian soll ihm von Zuhause ein paar Flaschen Bier mitbringen. Er muss ihm das sagen. Es ist empörend, wie man hier behandelt wird.

Sebastian kommt nicht. Stattdessen kommt die Geliebte. Was ist los?, fragt sie. Du bist so unruhig heute.

Bier, artikuliert er. Verdammt nochmal, sie versteht ihn nicht. Was meinst du?

Bier. Er presst die Lippen zusammen, so fest er kann, seine ausgetrockneten Lippen. Bier!

Sie schüttelt den Kopf. Lieber, sagt sie. Du bist auf der Intensivstation. Da gibt es kein Bier.

Sie kann sich ihr Getue sparen. Er ist jetzt wirklich sauer. Dass er stirbt, ist schon recht. Aber dass er kein Bier bekommt! Die Geliebte geht, und er wartet, dass sie zurückkommt. Er ist sehr wach. Alle Müdigkeit ist von ihm abgefallen. Er möchte aufstehen. Nachsehen, wo sie geblieben ist. Denn sie kommt nicht wieder. Das macht ihn so wütend. Er liegt hier, und sie lässt ihn allein. Er versucht sich aufzurichten. Warum kommt niemand, um ihn zu stützen? Die Infusionsnadel in seinem Handrücken schmerzt, als er sich bewegt. Er sollte sich nicht rühren können? Das wollen wir mal sehen. Zentimeter um Zentimeter arbeitet er sich mit den Beinen Richtung Bettkante vor. Seine Wut gibt ihm Kraft. Wenn nur die Sonde in der Luftröhre nicht wäre. Damit fesseln sie ihn ans Bett. Das ist Freiheitsberaubung. Das lässt er sich nicht gefallen! Und dass sie ihm nichts für den Durst bringen. Diesen Durst, der ihn quält und der ein Durst auf Bier und nichts anderes ist.

Sie kommen zu dritt. Zwei Pfleger und der Stationsarzt. Einer der Pfleger drückt seine Schultern auf das Bett, der andere nimmt seine Beine und schiebt sie zurück.

Ich werde mich beschweren, ruft er, aber es kommt kein Ton heraus.

Die Geliebte ist wieder da und sieht sich ungerührt an, wie man ihn hier behandelt. Er hört, wie sie mit dem Arzt spricht. Entzugserscheinungen, sagt sie. Was meint sie damit?

Das kennen wir, sagt der Arzt, das kommt öfter vor. Er hat über längere Zeit Opiate gekriegt, und die haben wir seit gestern abgesetzt, damit er möglichst bald wieder selbsttätig atmet. Das war wohl zu plötzlich für ihn. Trinkt er Alkohol? Naja, sagt die Geliebte. Regelmäßig? Schon. Dann ist er also bei uns auf Morphium umgestiegen. Kommt öfter vor, als man glaubt. Aber wir geben ihm etwas. Das bekommen die Junkies, die man manchmal bei uns einliefert. Macht ruhiger. Mildert die Symptome des Entzugs.

Wovon reden die eigentlich? Und warum spricht man wieder einmal nicht mit ihm, sondern über ihn? Er bekommt eine Spritze. Er will keine Spritze, er will ein Bier. Das macht ihn fertig, dass man hier kein Bier bekommt ... Er steht auf. Er geht in die Küche. Er macht die Kühlschranktür auf und sieht, dass kein Vorrat mehr da ist. Er muss im Keller nachsehen. Die beiden Kästen, die er regelmäßig auffüllt, sind leer. Du trinkst zu viel, sagt Margarethe. Das fällt auf. Auch in der Gemeinde.

Was versteht sie davon? Er lebt mit den Leuten. Er ist kein Pfarrer, der sich die ganze Woche nicht blicken lässt und im Amtszimmer herumsitzt. Er macht Besuche. Er nimmt am Vereinsleben teil. An Familienfesten. An Chorproben, nach denen man noch lange beisammensitzt. Das bringt der Beruf mit sich. Was kann er dazu, dass er so beliebt ist? Herr Pfarrer, noch ein Glas Wein? Selbst bei seinen Besuchen im Altenheim bieten sie ihm gern ein Gläschen an. Soll er da immer nein sagen? Die Leute wollen keinen Tugendapostel als Pfarrer. Sie mögen es, wenn er einer von ihnen ist. Da öffnen sie sich. Da gehen sie aus sich heraus und vertrauen sich ihm an. Und ist das nicht seine Aufgabe, ihr Vertrauen zu gewinnen? Wie anders soll die Verkündigung des Evangeliums möglich sein? Glaubt sie etwa, es genügt, am Sonntag zu predigen? Er ist schließlich auch der Pfarrer derjenigen, die nicht zur Kirche kommen und mit denen er schon mal ein Gläschen trinkt.

Das bisschen Alkohol schadet ihm nicht, das weiß er. Gott hat ihn trinkfest gemacht. Hat ihn etwa schon jemand betrunken gesehen? Er fährt sogar noch Auto, wo andere es längst stehen lassen müssen. Der Polizist am Ortsausgang sieht ihn nachdenklich an, als er spät nachts von der Sitzung des Presbyteriums in der Nachbargemeinde kommt. Herr Pfarrer? Tut mir leid, wir kontrollieren heute Abend. Sie sind leider viel zu schnell gefahren. Sie haben doch nichts getrunken? Nein? Ist schon gut. Fahren Sie weiter.

Durchgewinkt werden. Eins der besten Gefühle, die ein Mann haben kann. So heiter kommt er nach Hause. Beseligt. Zärtlichkeitsbereit. Du hast getrunken, sagt Margarethe kalt und wendet ihr Gesicht ab.

Er braucht jetzt dringend noch etwas, damit er schlafen kann. Er macht die Kühlschranktür auf. Kein Bier mehr. Er geht in den Keller. Nichts. Du trinkst zu viel, sagt sie, das fällt auf … Er ahnt, dass er in einer Schleife gefangen ist. Trinken, um nicht mehr trinken zu müssen. Rauchen, um nicht mehr zu rauchen. Gott macht ein schreckliches Experiment mit ihm. Er hat ihn geschlagen mit Sucht. Mit einem Verlangen, das strukturell unstillbar ist. Je mehr er bekommt, desto mehr wächst das Verlangen. Denn da ist etwas hinter allem Verlangen, worauf das Verlangen letztlich zielt. Und das ist kein

Genussmittel, nichts, was den Körper vergiftet, sondern wahrhaft groß, wahrhaft begehrenswert. Es ist das Größte überhaupt. Erfüllung. Die Krone des Lebens.

Er kommt darauf, dass es die Liebe ist. Gibt es ein größeres Versprechen hinter allen Versprechungen? Es muss die Liebe sein! Und er kniet vor Margarethe, er kniet vor ihr, obwohl er weiß, dass man ausschließlich vor Gott und keinem Menschen und besonders nicht vor der Frau kniet, die man liebt. Ich brauche nur dich, sagt er. Nur dich. Verlass mich nicht.

Damit musste nun für immer gelebt werden. Mit diesem Bild seiner selbst, wie er vor Margarethe kniet. Diesem Bild seiner Bedürftigkeit. Ende des Gottesexperiments. Ergebnis: Er ist bedürftig. Es gibt keinen Anlass zu Stolz und Selbstgewissheit. Keinen Anspruch auf ewigen Lohn. Er hat sich erniedrigt. Ich brauche nur dich, hat er gesagt. Zu wem? Nicht etwa zu Gott, dem der Satz gebührt, sondern zu Margarethe. Sie wird ihn verlassen. In diesem Augenblick reift ihr Entschluss dazu, wie er später begreift.

Liebe. Als er so bedürftig wie nie danach ist, auf den Knien, betrunken, verzweifelt, ist er nicht liebenswert, darin liegt das Problem. Frauen lieben keine Männer, die sich ihretwegen erniedrigen. Das ist eine Männereinsicht. Sie trifft zu oder auch nicht. Doch Gott, hier von Mann zu Mann, widerspricht ihm nicht. Sieh dir das an, sagt er. Dieses Bild aus deinem Leben. Hier siehst du dich auf dem Tiefpunkt deiner Bedürftigkeit. Wie gefällt dir das?

Ich hätte mir so sehr gewünscht, stärker zu sein.

Ach, das wünscht ihr euch alle.

Warum hast du mich so gemacht, Herr, wie ich bin? Ich meine, mit dieser … mit dieser …

Suchtveranlagung. Sprich es ruhig aus.

Ja.

Ihr denkt, ich bin unendlich weise, abgeklärt, gerecht …

Bist du das nicht, Herr?

Sprechen wir von dir. Ich war parteiisch für dich.

Was soll das heißen?

Ich könnte jetzt sagen, dass ich dich geliebt habe. Aber das wäre vielleicht doch zu anthropomorph. Sagen wir, dass ich ein Auge auf dich hatte.

Was bedeutet das?

Ich hatte meine kleine Geschichte mit dir. Hast du das nicht gemerkt?

Du mit mir? Ich bin nicht würdig, dass du eingehst in mein Haus, aber sprich nur ein Wort, so wird meine Seele gesund –

Lass das jetzt, das ist katholische Liturgie. Kommen wir zum Privaten zwischen uns. Ich habe Milliarden Geschichten mit Milliarden Menschen, wie du dir denken kannst. Aber das mit dir … es war etwas Besonderes.

Ist es das nicht jedes Mal?

Natürlich. Aber wir wollen uns die Konversation nicht durch die dir anerzogene Demut verderben. Gut. Wenn du es mich sagen hören willst: Ich liebte dich.

Herr –

Nein, lass mich ausreden. Das war kein Glücksfall für dich. Denn ich, der Herr, dein Gott, will von denen, die ich liebe, wiedergeliebt werden.

Herr, ich –

Du bist nicht dran! Höre: So sind wir. So waren wir immer.

Wir?

Wir Gott. Pluralis Majestatis. Das wirst du uns ja wohl zubilligen. Wir tun alles, um euch so weit zu bringen, dass ihr es merkt.

Was merkt?

Dass ihr bedürftig seid. Liebesbedürftig. Erlösungsbedürftig. Bedürftig nach etwas Größerem als ihr selbst. Du weißt, wovon ich spreche. Erfüllung. Die Krone des Lebens etc.

Hast du mir, Herr, deswegen das Suchtgen verpasst?

Ich wollte dir dabei zusehen, wie du am Ende deine eigene Bedürftigkeit entdeckst. Wie du irrst. Wie du scheiterst. Du weißt es vielleicht nicht, aber wir lieben das. In der Ewigkeit unterhält uns nichts besser, als euch dabei zuzusehen, wie ihr an euren Süchten zugrunde geht. Bis ihr endlich darauf kommt, wer dahintersteckt.

Du unterhieltest dich dabei!? Ich sterbe daran!

Aber das hast du doch immer gewusst, dass man daran stirbt. Der Tod ist der Sünde Sold. Du hast darüber gepredigt!

Dann hilf mir sterben, Herr. Ich brauche dich jetzt.

Sag das noch einmal!

Ich brauche dich. Nur dich.

Endlich. Darauf musste ich lange warten. Du weißt ja selber, wie das ist mit der Liebe. Je höher die Hürden, desto beseligender ist am Ende der Sieg. Denn auch ich brauche dich. Hast du das gewusst? Diese kleine Geschichte, die ich mit dir habe,

– Für mich eine große, Herr –

ist eine Liebesgeschichte. Hast du das nicht gespürt? Von Anfang an – »je und je« sagen wir bei uns – habe ich dich geliebt. Du, mein Werk, hast mir gefallen. Ich habe dich mit Intelligenz begabt, mit Schönheit, mit tiefen Empfindungen und einer Ahnung von mir, wie sie wenigen gegeben ist. Noch deine schlechtesten Predigten haben mich angerührt, und ich habe meinen Geist hindurchwehen lassen, und deine Gemeinde hat nichts davon gemerkt, dass du sie im Alkoholnebel geschrieben hast. Bis an die Grenzen, die auch mir gezogen sind, habe ich dich geschützt.

Dir sind Grenzen gezogen?

Natürlich nicht. Doch ich sehe mich ungern gezwungen, Wunder zu tun. Es ist die vulgärste Art, meine Allmacht zu erzeigen. Und wie mir scheint, es ist bei euch auch aus der Mode. Die Wundergeschichten, mit denen mein Sohn sich damals zu erkennen gab, sind aus der Zeit gefallen. Kranke heilen. Tote erwecken. Das behalte ich meiner Göttlichkeit nicht mehr vor. Seit ihr den Naturgesetzen ein gutes Stück weit auf die Spur gekommen seid, gehe ich davon aus, dass ihr genug Wunder zu bestaunen habt. Gravitationswellen. Dunkle Materie. Schwarze Löcher. Ist dir schon aufgefallen, dass die Menge des Nichtgewussten nie abnimmt? Was schließt du daraus?

Die Zeit der Wunder ist jetzt. Sie ist immer jetzt.

Was willst du mir damit sagen?

Nichts Bestimmtes, Herr.

Deine Lunge ist zerstört. Du weißt, dass die Ärzte nichts mehr für dich tun können. Weißt du das?

Ja, Herr, das weiß ich.

Und du willst mich nicht zufällig bitten, ein Wunder an dir zu tun? Nimm dein Bett und wandle – so etwas in der Art? Du zweifelst doch nicht daran, dass ich das könnte?

Nein, Herr, daran zweifle ich nicht.

Und?

Nein.

Das erstaunt mich. Da, wo du herkommst, wo man dich erzogen hat, pflegte man mich im Krankheitsfall allein für zuständig zu halten. Gesundbeten nanntet ihr das. Deine Mutter war groß darin. Immer wenn eins ihrer Kinder Fieber bekam, begann sie, mich mit Gebeten zu bestürmen. Es missfiel mir, unter uns gesagt.

Mir missfiel es auch.

Aber es hat dir das Leben gerettet, damals, als du mit neun Jahren an Scharlach erkrankt warst.

Wie?

Glaubst du, ich könnte ohne Weiteres widerstehen, wenn man mich so verehrt? Wenn man seine Hoffnung auf mich richtet? Mir vorbehaltlos vertraut? Das hat etwas, glaub mir.

Du hast mich gerettet? Das ganze Leben seitdem, siebenundfünfzig Jahre, weil meine Mutter damals gebetet hat?

Warum nicht?

Wenn ich das gewusst hätte.

Was hätte es geändert?

Eigentlich nichts. Das ist wahr. Wo ist sie jetzt?

Wer? Deine Mutter? Du kennst die Gerüchte, die über die Toten in Umlauf sind. Ihre unsterblichen Seelen. Das Jenseits. Ewiges Leben etc.

Sind das Gerüchte?!

Weißt du's genau?

Herr, sag mir, ob das Gerüchte sind!

– – – – –

Ich muss es wissen! Ich bin bald selbst so weit.

– – – – –

Gott! Verlass mich jetzt nicht!

– – – – –

Er sieht sich vor dem Portal der Klosterkirche stehen. Er ist zum ersten Mal da, und er ist allein. Ein geheimes Vorstellungsgespräch inkognito. Nur er und Gott und die Frage, ob er sich hierher auf die demnächst vakante Pfarrstelle bewerben soll. Er streckt die Hand nach dem bronzenen Löwenkopf aus, der den Ring hält, mit dem man die Tür aufzieht. Er zögert ein wenig, als warte er auf die Erlaubnis, eintreten zu dürfen. Der Löwenkopf blickt nach oben zum Tympanon, wo Gottes Sohn als Weltenrichter sitzt. Die Mandorla, die ihn umschließt, wird von Engeln getragen. »Ich bin die Tür«, spricht der Gottessohn. »Wer durch mich eingeht, wird gerettet werden.« So lautet die Inschrift. Johannes 10, Vers 9. Das ist wunderbar, denkt er. Wie sie es verstanden, den massiven Sandstein zu spiritualisieren, transparent zu machen, wahrhaft durchlässig für die Botschaft des Evangeliums. Religiöses Ingenium der Benediktiner, die diese Kirche erbaut haben. Welche Eleganz im Zusammenspiel von Sprache, Architektur und bildlicher Darstellung. Mit einigem Kraftaufwand zieht er das schwere Portal auf.

Er tritt ins 12. Jahrhundert ein, die Münsterkirche eines cluniazensischen Reformklosters. Monumental. Asketisch. Streng. Ein hohes Mittelschiff, flankiert von Arkaden und Säulen mit Würfelkapitellen, romanisch, massiv. Durch die schmalen Rundbogenfenster der Seitenschiffe fällt Helligkeit ein und bewirkt auf dem rötlichen Sandstein eine Art inneres Sonnenlicht, Wärme, wo keine ist und draußen eine eher trübe Winterbeleuchtung herrscht. Der Chorraum in der Apsis mit den drei romanischen Nischen und den gotischen Maßwerkfenstern darüber erscheint ihm so hoch und so fern, als sei er unbetretbar, wie er zur Zeit der Benediktiner außer für die Äbte und Mönche des Ordenskapitels war. Etwas hält ihn davon ab, geradewegs durch den Mittelgang zum Altar zu gehen. Schüchternheit hat ihn befallen, eine Art religiöser Schüchternheit, und er wählt den Weg über das südliche Seitenschiff. Dabei soll doch dieser Altar sein Arbeitsplatz werden. Genau das ist sie, die Stelle da vorn in der Apsis unter dem schwebenden Kreuz vor dem mittleren Fenster, an dem der Gekreuzigte sich in namenloser Qual zu winden scheint, auf die er sich bewerben will. Kann man sich auf eine solche »Stelle« bewerben? Und bei wem? Bei Gott?

Er ist hier, um zu prüfen, ob das möglich ist, diese Stelle und er. Und er spürt, dass es anders ist: Die Stelle prüft ihn. Und dass er nicht genügt. Die Verzagtheit hat ihn schon befallen, als er noch im Auto saß, sich dem Ort näherte und plötzlich über dem eng eingeschnittenen Tal die Kirche aufragen sah, ihr schmaler Turm wie ein warnender Fingerzeig Gottes.

Langsam geht er nach vorne. Am letzten Säulenpaar bleibt er stehen und versucht mit in den Nacken gelegtem Kopf das Relief auf dem Kapitell zu entschlüsseln. Auf allen vier Seiten des Würfels ein Männergesicht, dem buchstäblich die Zunge aus dem Hals hängt. Unflätig. Obszön. Die Zungen sind gespalten. Lügner mithin. Jeder Zungenhälfte entspringt ein geflügelter Drache, der sich an die Wangen anschmiegt und dessen Hundekopf sich zu den Ohren des Lügners neigt und ihm die eigenen Lügen einflüstert. Was ist schlimmer als Lügen? Sich selbst zu belügen! Das ist großartig, denkt er und spürt, wie seine Befangenheit weicht, als habe ein göttlicher Prüfer in dem Examen, das er zu bestehen hat, einen Witz gemacht. Lächeln, Herr Kandidat. So schlimm ist es doch gar nicht. Er wendet sich zur gegenüberliegenden Säule. Ach, die Guten und Frommen. Sie werden von Engeln nach oben geleitet, wo sie der himmlische Lohn erwartet. Sauber geschieden die Seligen von den Verdammten im Jüngsten Gericht der Steinmetze, die diese Säulen geschaffen haben, zwischen denen das Kirchenvolk im jahrhundertealten Spannungsfeld von Gut und Böse, Erlösung und Verdammnis, Platz nimmt. Wer noch Zweifel an der göttlichen Weltordnung hat und wem der Nacken vom Hochblicken schmerzt, soll nach unten blicken. Da, am Fuß der Säulen, kann er sie sehen, die von Gott Verworfenen, heidnische Unholde, Monster, denen es nicht gelungen ist, sich rechtzeitig fortzumachen, als der heilige Bau an dem Ort errichtet wurde, wo sie einst geherrscht hatten, bevor die Mönche ins Tal kamen und es kolonisierten, uraltes Gelichter, halb menschlich, halb tierisch, Besiegte. Heidnischer Unterbau, auf dem das christliche Weltengebäude ruht. An den vier Ecken der Basen schauen sie hervor. Gequält. Geknechtet. Keine Frage, wenn diese Kirche wie jedes Gebäude auf Erden eines fernen Tages seiner Zerstörung anheimfällt, werden sie wieder darunter hervorkriechen und in ihre alte Herrschaft eintreten. Der Witz der Steinmetze hat ihn schon oft mehr entzückt als alle Monumentalität christlicher Bauwerke. Oder war das vielleicht gar kein Witz? Eher ein diskretes Mitleiden mit den Opfern, die der Siegeszug des Christentums forderte? Wir wissen, wir mussten erbarmungslos mit euch sein. Aber so ist es. Ihr hattet eure Zeit, und jetzt sind wir dran.

Und ist die alte Welt der Mönche, die dies erbaut haben, nicht ebenso bereits versunken wie die vorchristliche? Wie würde es den Äbten, deren letzter nach 1648 das Kloster verließ, gefallen, ihn hier zu sehen? Einen Ketzer, einen Protestanten, einen Abtrünnigen, einen weltlichen Mann mit Familie, der ihre Stelle einzunehmen beabsichtigt? Mit zögernden Schritten geht er zum Altar, bleibt davor stehen, befragt das Orakel der aufgeschlagenen Bibel, die vor ihm liegt. Eine Weisung? Ein Fingerzeig? Er könnte jetzt so etwas gebrauchen. Psalm 139. *Erforsche mich, Gott, und erkenne mein Herz; prüfe mich und erkenne, wie ich's meine. Und sieh, ob ich auf bösem Wege bin, und leite mich auf ewigem Wege,* liest er. Der Gott, mit dem er es zu tun hat, erteilt keine Weisungen, lässt sich nicht zu Orakelsprüchen herbei. Soll ich mich hierher bewerben, Gott? Keine Antwort. Prüfe mich! Leite mich! Er hat diese Haltung früh eingeübt: Mein eigener Wille zählt nicht. Er interessiert Gott nicht. Gott interessiert unsere Hingabe. Die Bereitschaft, uns leiten zu lassen. Loslassen. Zusehen, wohin man geführt wird. Entscheidungsstärke gilt da, wo er herkommt, nichts. »So nimm denn meine Hände …« hat man dort mit Inbrunst gesungen. Ziemlich kitschig, er weiß das, doch er liebt das Lied immer noch. Er ist gern passiv, sieht zu, wie das Leben so spielt und spielt ein wenig mit. Kein Tatmensch, das war er nie. Zwar versieht er seinen Dienst gewissenhaft. Doch da ist keine Dynamik in seinem Handeln. Kein Unternehmer steckt in ihm. Kein Gründer. Kein Karrierist. Er weiß das von sich. Er ist der Typ Klassenprimus, der später im Leben von denen überholt wird, die in der

Schule hinter ihm zurückblieben. Soll ich? Soll ich nicht? Solche Fragen überfordern ihn.

Er dreht sich vor dem Altar um und sieht zum ersten Mal den Kirchenraum, wie er ihn sehen wird, wenn er die Stelle hat. Dies i s t die Stelle. Das zweigeschossige Langschiff, durch die Rundbogenfenster im Obergeschoss erhellt, die dunkleren Seitenschiffe, in deren Dämmer man die verborgene Anwesenheit der Mönche vermuten kann, Schatten zwischen den Säulen, raschelnde Kutten, Geflüster, das Geräusch von Schritten, die näherkommen und sich rasch wieder entfernen … Er ist in schmucklosen Betsälen groß geworden. Wie soll ich diesen gewaltigen Kirchenraum füllen?, denkt er.

Versuch es, sagt der Versucher, der hinter einem der Pfeiler gelauert hat. Steig da hinauf. Er meint diese Mischung aus Kanzel und Lesepult, die sich links vor ihm befindet. Los, versuch es doch.

Er ersteigt die vier Stufen. Von hier aus soll er predigen. Seine Stimme erheben. Das tut er. Es klingt gut. *Herr, du erforschest mich und kennst mich,* sagt er ins Langschiff hinein. *Du verstehst meine Gedanken von ferne.* Er liebt diesen Psalm. Er überlässt sich dem Rhythmus der Sprache und ihrem Klang. *Denn siehe, es ist kein Wort auf meiner Zunge, das du, Herr, nicht schon wüsstest …*

Er weiß, dass seine Stimme eine gute Stimme ist. Gott hat sie ihm verliehen, damit er ein Prediger sein soll, und er macht Gebrauch von ihr. Wäre er ein Mönch im zwölften Jahrhundert, seine Stimme würde ihm einen Platz im Chorbereich sichern. Sie ist für Litaneien und Lobgesänge geschaffen. Man hätte ihn gebraucht, seinen sonoren Bass, der, vergleichbar dem »Om« tibetanischer Mönche, jede liturgische Handlung grundieren kann. Er weiß, es gibt einen Typus – er gehört dazu – dem eine Art natürlicher Priesterschaft eigen ist. Uraltes Erbe, das sich je und je in Individuen manifestiert, Männern, auch Frauen. Eine Berufung, der man folgt oder nicht. Er ist ihr gefolgt. Der Typus ist nicht sehr zeitgemäß. Wie auch? Denn er ist zeitlos. Universell. Er weiß das. Auch dass er keinen Vorteil davon hat in der Zeit, in der er lebt. Es ist eine sehr säkulare Zeit. Figuren wie er haben keine Konjunktur. Außer hier. Seine Stimme hallt von den Wänden. Sie steigt bis zur Decke über dem Langschiff hinauf und darüber hinaus. Ja, sie steigt in den Himmel über dem Tal mit dem kleinen Fluss. Dafür ist sie gemacht. *Von allen Seiten umgibst du mich,* sagt die Stimme, *und hältst deine Hand über mir.* Und sie vereinigt sich mit den Stimmen der Mönche, die seit Jahrhunderten nicht mehr gehört worden sind und deren Klang in den Steinen des Bauwerks gespeichert ist. *Diese Erkenntnis ist mir zu wunderbar und zu hoch. Ich kann sie nicht begreifen.* Er probiert nur seine Stimme aus. Doch er spürt, dass sie die

Botschaft trägt, wie die Säulen unter den Rundbögen den hohen Kirchenbau tragen.

Neun Jahrhunderte. Äbte. Reformatoren. Gelehrte. Große Prediger. Wollen Sie diese Tradition fortsetzen? In diese Nachfolge eintreten? Wollen Sie das wirklich, wird er bei seinem Einstellungsgespräch gefragt.

Wenn Gott will, antwortet er.

Die Antwort gefällt. Sie gefällt auch Gott. Und so bekommt er die Stelle.

Hat er die Zeichen übersehen? Den Weltenrichter über dem Eingangsportal sowie auf dem Fresko des Deckengewölbes der mittleren Nische im Chor? Die Säulen des Jüngsten Gerichts im östlichen Langschiff, an deren Fuß die Verdammten zermalmt werden, die eine zu schwere Last tragen müssen? Hat er geglaubt, dass er selbst dem Gericht entkommt, das auch über ihn hier ergehen wird?

Und die anderen Zeichen? Wie schlecht es um seine Ehe steht? Wie widerwillig Margarethe dem Plan zugestimmt hat, hierher zu übersiedeln? In dieses enge Tal zwischen dunklen Wäldern? Weit weg von jeder größeren Stadt? Von Konzertsälen? Freunden?

Und die Kinder? Merkt er nicht, wie sehr sie es hassen, das alte Pfarrhaus, dunkel, riesig, schlecht heizbar? Man hat ihnen eine neue Heizung in Aussicht gestellt.

Doch der erste Winter geht darüber hin, und sie alle sind wochenlang krank. Das Frühjahr ist besonders kühl. Schnee bis Ende April und auch dann noch lange kein Sommer. Der schafft es nicht bis hier hoch, sagt Margarethe. Sie habe in diesem Haus noch keinen einzigen Tag nicht gefroren.

Ihr Husten verlässt sie nicht mehr. An Singen ist gar nicht zu denken. Sie ist erschöpft, überfordert, blass. Auf ihrer Stirn hat sich eine senkrechte Falte gebildet. Er kann es nicht übersehen, dass sie sich verändert hat. Sie leidet, denkt er überrascht. Und weil sie leidet, hat ihre Schönheit gelitten. Das ist ein Affront gegen ihn. Sie hat doch alles, denkt er im Duktus des Ehemanns. Was fehlt ihr? Was verlangt sie von ihm, das sie nicht bekommt? Womit hat er den Vorwurf verdient, der aus ihrem Leiden spricht? Und warum isst sie so wenig? Er hat es immer gemocht, dass sie zierlich ist. Leicht und gut zu umarmen. Eine üppige Frau wäre nichts für ihn. Er liebt das Singvögelchenhafte an ihr. Das zu Behütende. Schutzheischende. Das weiche Schmelzende, das er zu fühlen meint, wenn er sie umarmt. Ihre Hingabe wohnt für ihn in der Zartheit ihres Körperbaus. Ein erotisches Begehren, an dem schon andere Männer an anderen Frauen gescheitert sind. Solche Singvögelchen fliegen gern einmal fort. Aber das weiß er zu dieser Zeit noch nicht. Doch ihm fällt auf, dass sie nicht mehr kindfrauenhaft reizend und zierlich ist, sondern hager und ausgezehrt. An ihrem Hals zeichnen sich die Sehnen ab, die spitzen Schlüsselbeine unter ihrem Pullover. Da ist keine kindliche Weichheit mehr, sondern ein Frauenkörper, der jetzt, im Zustand des Leidens, kein Schutzbegehren, keine rührende Schwäche signalisiert, sondern die Kraft und Zähigkeit offenbart, die in ihm wohnen, eine Härte, ehemals Sportlichkeit, die er übersehen oder schon lange nicht mehr in Betracht gezogen hat. Vor seinen Augen hat der Körper seiner Frau sich verwandelt, und er hat es nicht mitgekriegt.

Du bist zu dünn, sagt er, das gefällt mir nicht. Er hat damit gemeint, dass er sich Sorgen macht. Es sollte liebevoll klingen.

Der Hohn in ihrer Stimme trifft ihn unvorbereitet. Sie wisse schon lange, sagt sie, dass sie ihm nicht mehr gefalle. Er könne sich schlecht verstellen, und sie wisse genau, welche Frauen in der neuen Gemeinde ihn interessierten und warum er sie am liebsten im Pfarrhaus verstecke, wenn er ausgehe. Darüber rede schon der ganze Ort.

Was passiert in unserer Ehe, denkt er. Wann fing das an? Womit endet es? Und dann, zum ersten Mal: Sie ist unglücklich mit mir.

Die Erkenntnis trifft ihn plötzlich und unvorbereitet, obwohl es seit Langem so ist und vielleicht niemals anders war. Dennoch ist der Gedanke vollkommen neu für ihn: Sie ist unglücklich mit mir.

Es war nicht vorgesehen für ihn, für sein Leben, dass seine Ehe unglücklich wird. Er hat so viele Paare getraut. Kluges zu ihnen gesprochen. Von tiefer Einsicht in das Wesen der Ehe Zeugendes. Wir müssen einander annehmen, hat er gesagt. Wie der andere sein sollte, das wissen wir. Aber wie er ist, das lernen wir erst. Wir müssen ihn an uns herankommen lassen. Wir müssen ihn auch zu sich selbst kommen lassen. Wir müssen es ihm gestatten, sich zu ändern. Er darf neue Einsichten haben, und nach einigen Jahren der Ehe ganz anders aussehen als am Anfang. Keine Masken, hat er gesagt. Keine Rollen. Keine Berechnung. Keine Vorbedingungen.

Er hat sich selbst nicht geschont. Ich sage gern, hat er an Traualtären gesagt, dass meine Ehe, seit ich sie führe, sich schon mehrmals geändert hat. Es gab immer neue Herausforderungen. Meine Frau und ich haben vieles gelernt. Wir haben unser Bild voneinander immer wieder verändern müssen. Doch mit dem Schwinden der Träume gewinnt die Realität. Der Andere ist nicht nur Sehnsucht, sondern er ist da. Weniger Ideal und mehr Partner.

Aber was heißt das? Und welche Realität gewinnt?

Wenn er nach Hause kommt: Streit. Vorwürfe. Gereiztheit. Was will sie von ihm? Er versteht es nicht.

Und was will er? Dass sie verzeiht. Das ist christlich und entspricht einem tiefen Bedürfnis in ihm. Er will Frieden mit ihr haben. Ist das zu viel verlangt?

Frieden? Ihr bitteres Lachen. Um ihm zu verzeihen, müsse sie zuerst wissen, dass er etwas begriffen habe.

Was? Was soll er begreifen? Er habe doch Rücksicht genommen auf ihre Gesundheit. Nur weil sie häufig zu müde sei, ihn zu begleiten, lasse er sie manchmal allein. Er versuche doch, sie zu entlasten. Er –

Du! Du sprichst immer von dir! Und wer bin ich? Wer bin ich für dich?, ruft sie.

Du bist meine Frau.

Das wollen wir mal sehen, sagt sie leise.

Was heißt das?

Sie fällt in das Schweigen, mit dem sie ihn in der letzten Zeit öfter quält.

Was heißt das? Antworte mir! Was willst du damit sagen?

Sie schweigt. Er greift sie an den Schultern, schüttelt sie.

Fängt es wieder an?, sagt sie, ihre Augen finster und anklagend auf ihn gerichtet.

Es ist nur ein ganz leichter Ruck, mit dem er sie loslässt, nicht viel mehr als ein einfaches Loslassen. Ein Loslassen mit Nachdruck. Trotzdem taumelt sie gegen den Bücherschrank. Sucht Halt. Greift in die Luft. Sackt zu Boden. Reißt ein paar Bücher mit. Weint.

Steh auf, sagt er. Du weißt, dass ich das nicht wollte.

Sie wollte es, denkt er. Ich soll sie sehen, wie sie zu Boden gegangen ist. Sie will, dass ich diesen Anblick habe. Sie will mir etwas damit zeigen. Ich soll sehen, was aus ihr geworden ist. Das ist es, was ich begreifen soll. Dass sie mein Opfer ist.

Opfer. Das Wort kam in seinen Traureden nicht vor. Dass einer des anderen Opfer in einer Ehe wird. So hast du es, Gott, nicht gemeint. Sie will das Opfer sein. Sie will mich als Täter. Es ist eine Inszenierung. Aber es ist eine, an der ich mitwirke. Etwas bringt mich dazu, dass ich daran mitwirke. Und ich weiß nicht, was es ist. Welches Stück ist das, in dem wir hier auftreten, welche gottlose Farce?

Führen denn alle Paare das auf, wenn sie mit sich allein sind? Die Paare, die er getraut hat – kommt auch bei ihnen der Tag, an dem der Vorhang zu diesem Stück aufgeht? Ist es das, was er ihnen in seinen Traureden verschweigt? Er weiß es ja, dass die Ehen der anderen auch schwierig sind. Dass es Paare in seiner Gemeinde gibt, die in Hass und Verzweiflung aneinandergekettet sind. Er weiß es aus den Gesprächen, die er als Seelsorger führt. Er ist schon zu Szenen wie dieser gerufen worden, um zu schlichten. Er betet für diese Paare. Mahnt Versöhnung an. Aufeinander zugehen. Verzeihen. Wie ist es möglich geworden, dass ihm selbst so etwas geschieht? Was hat er übersehen? Was will

Gott ihm sagen? Dass seine Ehe ein Irrtum ist? Das ist nicht möglich! Er liebt Margarethe. Er ist sicher, dass er sie liebt. Sie ist seine erste und letzte Liebe, das weiß er genau. Das liegt im Gesagten, wenn er sie »meine Frau« nennt. Wenn er es nur denkt. Er kann sich daran erinnern, wie schwer es im Anfang war, »meine Frau« auszusprechen. Es schien ihm kühn, ein Zuviel an Glück und an Anspruch darauf. Auch ein bisschen zu erwachsen, als sie, beide fünfundzwanzig, heirateten. »Meine Braut« hatte er schon gelernt. Eine Zeit lang war er ganz vernarrt in das Wort, seit sie eingewilligt hatte, ihn zu heiraten. Dann, am Morgen nach der Hochzeit, erschrak er. Die da neben ihm lag, das war seine Frau. Hatte er sich in der Hochzeitsnacht richtig verhalten? Von der Lizenz, die er jetzt besaß, den angemessenen Gebrauch gemacht? Alles, was er über die körperliche Liebe wusste, verdankte er, außer dem Umgang mit sich selbst, schlüpfrigen Witzen, Bemerkungen seiner Freunde und dem Hohen Lied Salomos. Nach all den Jahren gottgebotener Zurückhaltung war plötzlich viel zu viel Übereilung gewesen. Er hatte sich im Gebet darauf vorbereitet. War sicher gewesen, wie Gott ihn wollte. Behutsam. Einfühlungsbereit. Doch das misslang in der ersten Nacht. Er verlor sie ganz aus den Augen und schämte sich hinterher.

Wir haben noch so viel Zeit dafür, sagte er sich, und da wurde ihm plötzlich nicht leicht, sondern schwer ums Herz. Ein ganzes Leben. Und es hatte erst begonnen. Das ist die Ehe, dachte er, eine Nacht, ein Erwachen, Scham und Erschrecken und kein Ende, niemals. Kein Entrinnen. Und nähme ich Flügel der Morgenröte und flöge ans äußerste Meer – so wäre sie auch da, fuhr der Psalmist in ihm düster und ungerührt fort.

Doch der Psalmist wusste ja nicht, wie sehr er sie liebte. Vom ersten Moment an geliebt hatte, als er die Stimme vernahm und von seinem Pult in der ersten Geige aufblickte und sah, wem sie gehörte, diesem zierlichen schwarzgekleideten Mädchen, dessen weicher, zärtlicher Alt ihn bezauberte. Es war eine halb dilettierende Aufführung der drei ersten Kantaten des Weihnachtsoratoriums mit dem Studentenorchester, dem er angehörte, und jungen Gesangssolisten. *Bereite dich, Zion, mit zärtlichen Trieben, den Schönsten, den Liebsten bald bei dir zu sehen.*

Den Schönsten, sang das Mädchen. Und seine Geige antwortete ihr darauf.

Den Liebsten. Die Geige stimmte zu.

Eile, den Bräutigam sehnlichst zu lieben! Die Geige eilte schon. Der schwarze Engel sang …

Wie soll ich dich empfangen, fiel der Chor sehr piano ein, zart, andächtig, kaum dass die Stimmen sich zu erheben getrauten vor lauter Innigkeit, *und wie begegn' ich dir?* Er erwog die ersten Schritte, die zu unternehmen waren. Sie ansprechen, unbedingt. Sie begleiten, wenn es möglich ist. *O Jesu, Jesu, setze mir selbst die Fackel bei*, sang der Chor. *Damit, was dich ergötze, mir kund und wissend sei* … Es war alles so, wie er sich die große Liebe vorgestellt hatte. Gott hatte für ihn gewählt, und er musste sie nur noch erringen. Er durfte kein Wagnis und keine Anstrengung scheuen. Sie schien ihm zart und zerbrechlich, kaum antastbar und viel zu kostbar für einen wie ihn. Das Gefühl, linkisch, irgendwie grobschlächtig zu sein, verließ ihn nie ganz in ihrer Gegenwart. Als er später das Gerücht vernahm, dass da etwas zwischen ihr und dem Dirigenten gewesen war, quälte er sich damit herum, bedrängte sie mit Fragen, auf die er vage Antworten erhielt, kam aber mit Gott überein, dass sie ihr beide, was auch immer, vergeben sollten, und das verlieh ihm eine trügerische Überlegenheit, die ihn zwischendurch immer wieder in tiefe Selbstzweifel fallen ließ. War er der Richtige für sie? Der Mann, der ihrer wert war?

Er zweifelte nie daran, dass sie richtig für ihn war. Er war verliebt, und Gott stimmte zu. Er verlangte nicht mehr. Er verlangte nicht einmal ihre Zustimmung. Fragte nicht wirklich danach. Denn wenn es Gottes Wille war … Doch sie liebte ihn natürlich. Schließlich verzichtete sie auf eine Karriere als Sängerin, um seine Frau zu werden. Das wollte etwas heißen. Und es war ja auch ein Glück für sie, dass in seinem Leben als Pfarrer Verwendung für ihre Stimme war, diesen bezaubernden starken Alt, den Gott ihr geschenkt hatte. Sie konnte im Kirchenchor singen und die eine oder andere Solopartie übernehmen. Er zweifelte nicht daran, dass es von Vorteil für sie war, ihn zu heiraten. Er hatte eine sichere Laufbahn vor sich, konnte ihr ein Leben in behaglichen Pfarrhäusern bieten, sie würden Kinder haben, gescheit und musikalisch, wie sie es selber waren, und die Pfarrhäuser würden von Leben und Glück und Musik erfüllt sein. Die Menschen in seiner Gemeinde würden mit Sympathie und einer gewissen Bewunderung auf ihn und seine Familie blicken, und er würde ihnen mit Rat und Hilfe beistehen, damit sie ebenso wie er in einer christlichen Ehe ihr Lebensglück fänden.

Er weiß nicht, auf welchen Wegen es anders gekommen ist.

Das ist nicht wahr. Du weißt es.

Was hätte ich tun sollen, Gott?

Ich habe dir nichts verborgen. Sie war, wie sie war. Von Anfang an. Du hättest nur hinsehen müssen.

Sie schien mir so reizend. Ihre Unnachgiebigkeit hat mich bezaubert. Ihr starrer Wille hat mich angespornt, ihn zu brechen. Ihr – wie nennt man das? – Stolz

– die Tugend der Dummen, wirft Gott ein –

hat mich aufgereizt, sie mir gefügig zu machen.

Nun, so hast du bekommen, wonach du verlangtest. Und alles andere auch. Streit. Zerwürfnisse. Verzweiflung.

War es denn nicht dein Wille, Herr, dass wir ein Paar werden sollten?

Durchaus. So arbeite ich, um Ehen zu stiften. Mit der Verblendung, die ihr Verliebtsein nennt. Würde ich euch gleich alles offenbaren, was ihr nach ein paar Jahren voneinander begreift, wie solltet ihr jemals zusammenkommen? Wie sollten Familien entstehen, ein Lebenskonzept für euch, an dem ich ein gewisses Wohlgefallen habe?

Ist das fair, Herr? Dass du uns sehenden Auges –

Du sagst es: sehenden Auges. Es steht euch von Anfang an frei, die Augen zu öffnen.

Herr, wenn ich das sagen darf: Das Unglück ist groß, das du uns in manchen Ehen zu tragen gibst.

Ich weiß. Doch vergiss nicht den Beitrag, den ihr selbst dazu leistet. Sieh deine eigene Ehe an. Erinnere dich!

Er erinnert sich. Margarethe sitzt zwischen den Büchern, die um sie herum verstreut sind. Ihr Blick ist leer. Sie rührt sich nicht.

Was glaubst du, worauf sie wartet?

Dass ich ihr die Hand reiche? Ihr aufhelfe? Mich mit ihr versöhne?

Versuch es.

Komm, sagt er so sanft, wie es möglich ist, und hält ihr die Hand hin. Komm, lass uns nicht wieder streiten. Das macht mich ganz kaputt, dieser Streit.

Dich! Immer denkst du nur an dich! Und was ist mit mir? Sie schlägt nach seiner ausgestreckten Hand.

Was soll ich tun, Gott? Lass mich nicht in der Verzweiflung! Ich tue schreckliche Dinge, wenn ich verzweifelt bin. Ich habe Lust darauf, schreckliche Dinge zu tun. Ich könnte sie schlagen.

Nun ja, ich habe dich so gemacht. Also beherrsch dich!

Ich versuche es. Aber sie soll sich mit mir versöhnen. Anders geht es nicht.

Keine Chance. Siehst du das nicht? Sie ist unversöhnlich bis ins Mark ihrer Seele. Bis dahin, wo meine Macht aufhört.

Hört sie irgendwo auf?

Aber ja. Siehst du das nicht? Ist das nicht Gottlosigkeit pur, was hier passiert?

Erbarm dich!

Das tue ich. Liegt es an mir, dass ihr nichts davon merkt? Du vergisst, mein Erbarmen ist ein göttliches Erbarmen. Wenn du Hilfe brauchst, schaff sie dir selbst. Wenn du einen Rechtsbeistand brauchst, geh zum Anwalt. Wenn du Zahnschmerzen hast, geh zum Zahnarzt. Ich bin kein Eheberater, kein Psychologe, kein Coach. Ich bin der Herr, dein Gott. Der Allerbarmer, wie die Muslime mich nennen. Ich gebe zu, es betrübt mich, zu sehen, wie halsstarrig sie ist.

Warum ist sie so?

Ich könnte sagen, ich habe sie so gemacht. Aber ich könnte auch sagen, du hast sie so gemacht. Und beides wäre nicht falsch und auch nicht ganz richtig.

Herr, sprich nicht in Rätseln zu mir. Nicht jetzt.

Ich sage nicht, dass sie Recht hat. Unter uns, es ist abscheulich, wie sie sich verhält. Mit nichts zu entschuldigen. Aber ich schaffe dann und wann solche Frauen, reizend, begabt und so halsstarrig. Das Wort trifft, findest du nicht? Mit ihr habe ich meine eigene Geschichte. Darin kommt ein Mann vor, der sie unglücklich macht. Ein Mann wie du.

Wer macht wen unglücklich?

Sie dich. Du sie. Es gibt Ehen, in denen jeder im anderen das Schlechteste weckt, das in ihnen steckt. Jeder für sich so einigermaßen in Ordnung, wie es die meisten sind. Aber zusammengenommen sind sie ein teuflisches kleines Team, ein Boshaftigkeitsgenerator, perfekt arbeitende Maschinerie, um einander zu vernichten. Mir scheint, du bist in einer solchen gelandet.

Gott!

Aber das muss ja nicht für immer sein. Hast du gehört, was sie gesagt hat? Du weißt, dass sie dir vorwirft, nicht zuzuhören, wenn sie spricht. Ich fürchte, da ist etwas dran. Hast du diesmal aufgepasst?

Was meinst du, Herr?

Sie droht damit, dich zu verlassen. Das hast du doch verstanden. Oder nicht?

Nein!

Und sie ist dazu imstande. Das weißt du doch.

Aber das kann sie nicht. Das lässt doch du, Gott, nicht zu!

Wieso ich? Ihr habt die Ehescheidung erfunden. Das war nicht meine Idee.

Und meine bestimmt nicht, Herr. Meine Ehe ist unscheidbar. Sage mir, dass sie unscheidbar ist!

Bei keiner Trauung hat er auch nur daran gedacht. Kein einziger Satz seiner Traupredigten streift diese Möglichkeit. Alles, hat er gesagt, im Leben ist wandelbar. Bei allem, was wir tun, dürfen wir wieder gehen, wenn es uns nicht passt. Die Arbeitsstelle kann man wechseln, den Wohnort, auch den Beruf. Freundschaften enden. Aber die Ehe bleibt. Bis dass der Tod uns scheidet, sind wir miteinander verheiratet. Lebenslänglich, wie er sich manchmal verspricht und dann verbessern muss. Lebenslang.

Es ist im göttlichen Plan seines Lebens nicht vorgesehen, dass seine Ehe scheitert. Und mag sie scheitern. Geschieden werden niemals. Es wäre das Schlimmste, was ihm zustoßen kann. Unausdenkbar. Vernichtend. Ein Satz fällt ihm ein, hallt durch seinen Kopf, irgendein philosophisches Diktum. Hegel? Kant? Oder wer hat das gesagt? *Was geschehen kann, wird auch geschehen.* In einem Augenblick erkennt er, was mit seiner Ehe ist. Wenn Margarethe sie für scheidbar hält, dann ist sie es. Die Erkenntnis trifft ihn mit voller Wucht.

Sechsundzwanzig Jahre später, künstlich beatmet, leidend, im Sterbehemd, spürt er sie immer noch, die abgründige Angst, dass das Schlimmste geschieht, was geschehen kann. Aus keinem anderen Grund als weil es möglich ist. Da ist kein sicherer Schutzschild zwischen dir und dem Schlimmstmöglichen. Ehescheidung. Eine Krankheit, die tödlich ausgeht. Der Pfeil schwirrt schon durch die Luft, der dich trifft. Es ist der persönlich für dich bestimmte Pfeil. Er ist von Anbeginn an zu dir unterwegs. Dein schmerzendes, zuckendes Herz, deine Angst, verrät dich. Es weist ihm die Stelle, auf die der Pfeil hinzielt. Angst ist es, was unser Scheitern und unseren Niedergang wie ein Magnet anzieht. *Was geschehen kann, wird auch geschehen*, flüstert sie uns zu. Das Schlimmstmögliche trifft ein, weil es möglich ist …

Die Maschine, die ihn mit Luft versorgt, arbeitet. Sie atmet für mich, versucht er zu denken. Aber der Raum in ihm, in die sie Luft presst, wird enger, etwas verkrampft, zieht sich schmerzhaft zusammen … die Maschine verliert gegen ihn, seine Angst …

Der Richter betritt den Verhandlungssaal, unter dem Arm das Aktenkonvolut, das die Summe seines falschen Lebens enthält. Bezeugt, bewiesen, beglaubigt. Alles, was jetzt geschehen wird, ist von Grund auf falsch. Der Strom seines Lebens ändert die Fließrichtung, fließt von der Mündung zur Quelle, wirbelt ihn herum, reißt ihn fort. Mit der lebenslangen pietistischen Übung in Gottergebenheit überlässt er sich der Übermacht des Falschen, das hier geschieht. Die Anwälte erheben sich. Stehen Sie auf! Seine Knie zittern. Im Namen des Volkes, beginnt der Richter. In der Sache – er nennt zwei Namen, die immer noch gleich lauten – ergeht folgendes Urteil ... Das Schlimmstmögliche. Es ist da, ist Wirklichkeit geworden.

Er kann die Alarmsignale der Apparate hören, sieht verschwommen den Arzt, der sich über ihn beugt ...

Ich werde nicht sterben, denkt er noch. Nicht auf diese Art. Ich werde es überleben.

Bibelstunde?, fragt die Geliebte.

Er hat wieder lange geschlafen. Wie lange? Ein paar Stunden lang? Ein paar Tage?

Er nickt. Es ist ein Warum-nicht-Nicken. Die Wahrheit ist: Das Evangelium ermüdet ihn. Er kennt das alles. Er kennt es in- und auswendig. Dieser besondere Mann und sein vieldeutiges Reden über Glauben und Geist und Wahrheit und ewiges Leben. Er hat sich ein Leben lang abgemüht damit. Hat versucht, daraus etwas zu destillieren, das die Menschen, die vor ihm saßen, betraf. Das ihnen etwas sagte. Deutungen. Botschaften. Weisung für ihr Leben. Antworten auf Fragen, die sie gar nicht gestellt hatten.

Jesus war immer da. So ist er aufgewachsen. Unser Herr Jesus. Eine frühe Allgegenwart. Mehr als der Protagonist einer großen Erzählung. Ein Freund. Ein Lebensbegleiter. Kein Ort, an dem er nicht anwesend war. Nichts, wobei er nicht zusah. Kein Vorbehalt. Kein Geheimnis, das Jesus verborgen blieb. Nichts Privates, das er nicht teilte. Seine Unsichtbarkeit verlieh ihm die Macht, überall zu sein. Sie war anstrengend. Unentrinnbar. Ermüdend. Er hat sich lange an ihr abgearbeitet, und es ist ihm gelungen, ein wenig Privatheit für sich herauszuschlagen, mehr nicht. Ganz hat er das nie losgekriegt, diese Jesusallgegenwart in seinem Leben. Und er will das auch gar nicht. Er braucht das. Die Kreuzsache. Das Leiden des Gottessohns. Das Sündenvergebungspotenzial, das darin liegt. Er braucht das ganz privat für sich. Ja, er liebt ihn, den unsichtbaren Begleiter. So wie ein Kind den unsichtbaren Freund für sich braucht. Jesus, mein Herr. Mein Erlöser. Er hat sich nie davon losgesagt.

Doch beim Johannesevangelium schläft er ein. Diese ständigen Ortswechsel. Galiläa. Jerusalem. Der See Tiberias. Er ist nie in seinem Leben nach Israel gereist. Das sind Seelen- und Traumlandschaften für ihn. Er hat, fokussiert auf die Worte, die Jesus spricht, und ihre Auslegung, die früher von ihm gefordert war, nichts von der Traumverwandtheit der Erzählung gespürt. Wie im sechsten Kapitel die Jünger ins Boot steigen und über den See nach Kapernaum fahren. Es wird dunkel. Wind kommt auf. Starke Wellen, gegen die sie anrudern. Plötzlich fällt ihnen ein, dass Jesus nicht bei ihnen ist. Und da kommt er schon. Er geht über das Wasser. Er kommt auf sie zu, und sie fürchten sich natürlich. Und eben, als ihnen klar wird, dass hier etwas nicht stimmt, sind sie auch schon an Land. Es ist eine Einschlafgeschichte, die einer perfekten Traumlogik gehorcht: Er ist nicht da. Ach, da kommt er schon. Übers Wasser? Das geht doch gar nicht. Ach, wir sind ja schon an Land. So gehen die Geschichten, die man sich im Halbschlaf ausdenkt. In der Bewusstseinszone, in der er sich meistens befindet.

Die Geliebte verstummt. Sie glaubt wohl, dass er wieder schläft. Weiter, artikuliert er.

Er ist nicht geradezu wach, doch schläft er auch nicht. Da ist eine Spannung im Text, die sich seiner bemächtigt. Kein Suspense, das nicht. Das Ende ist zu bekannt. Der Erzählstil zu archaisch. Und doch. Und doch ist da etwas, das ihn ganz und gar gefangen nimmt. Etwas Unheimliches. Eine dunkle Grundierung. Es ist die Geschichte von einem, der sich mehr und mehr entzieht. Eine immer breitere Kluft tut sich auf zwischen ihm und den anderen Menschen. Auch seine Jünger verstehen nicht, was er zu ihnen spricht. Er gibt sich gar keine Mühe mehr, sich verständlich zu machen. Wahrlich, wahrlich, ich sage euch – und dann kommt Dunkles, Unverständliches. Komm mit, sagen seine Brüder. Doch er bleibt für sich. Geht an Orte, wo er allein sein kann. Auf der anderen Seite des Jordans. Am anderen Ufer des Sees. Auf dem Ölberg. Offenbare dich vor der Welt, sagen sie. Er tut das Gegenteil. Hüllt sich in Rätsel, in Schweigen, in Gedankenverlorenheit. Menschen wenden sich von ihm ab. Wollt ihr auch weggehen?, fragt er die zwölf Jünger, seinen engeren Kreis. Es würde ihn nicht wundern. Er scheint darauf gefasst. Und die Antwort von Petrus, dem wie stets Übereifrigen, klingt nicht überzeugend: wir doch nicht.

Diese tieftraurige Geschichte einer Entfremdung, eines Rückzugs aus der Welt – ist Evangelium nicht ein Euphemismus dafür? Welche frohe Botschaft soll darin liegen, in diesem Roman einer Reise in immer größere Einsamkeit? Bis zur grandiosen Einsamkeit eines Gekreuzigten, der von seiner erhöhten Position aus den unerhörtesten Blick überhaupt auf die Welt hat, zu seinen Füßen eine Menschheit aus Henkern, Folterern, Feiglingen, Verrätern und ein paar Fassungslosen, Entsetzten – das ganze Personal.

Weiter, artikuliert er, als die Geliebte enden will. Er will es hören. Und sehen. Zum ersten Mal, von der

Last der Exegese, des Auslegenmüssens befreit, sieht er den Film vor sich, das Szenische. Das ist großes Drehbuch, denkt er, als sie den Anfang des achten Kapitels liest:

Frühmorgens kam er in den Tempel, und alles Volk kam zu ihm, und er setzte sich und lehrte sie. So weit das Setting. Dann kommt Bewegung in die Szene. Auftritt der Pharisäer (Antagonisten). Sie führen eine Frau mit sich. Sie widerstrebt, aber wehrlos. Sie ist starr vor Angst.

Meister, diese Frau wurde auf frischer Tat beim Ehebruch erwischt. Wir müssen sie (leider) steinigen. Das will das Gesetz, das uns Moses gegeben hat. Was meinst du?

Und kein Wort über den Mann, mit dem sie es getrieben hat. Was sie mit ihm gemacht haben. Warum er jetzt nicht dabei ist. Und welcher Art die Schwäche war, die sie verführbar gemacht hat. Hat er Gewalt gebraucht? Hat er ihr Geld angeboten? Liebt sie ihn vielleicht? Und welches Schwein hat ihnen zugeschaut? Und wie lange? Was hat man gesehen? Das alles spielt keine Rolle. Nicht was ein Anderer der Frau angetan hat, zählt, sondern was die Männer, die sie zu Jesus bringen, ihr antun wollen. Die Männer sind voller Eifer. Sie sind erregt. Ihre Erregung ist schwer zu zügeln. Es ist ein frommer Eifer, der sie beseelt. Sie wollen vollstrecken, was das Gesetz befiehlt. Denn das

Gesetz ist von Gott, und wer ihnen nicht zustimmt, kann nicht zu den Guten gehören. Rabbi, was sagst du dazu?

Alles andere im Subtext: Heimtücke und Hinterlist. Was Jesus auch sagt, es wird falsch sein. Entweder verrät er, was er selbst gepredigt hat, Barmherzigkeit, Versöhnung. Oder er stellt sich gegen das geltende Recht. Sie haben ihn.

Und Jesus sagt gar nichts dazu. Er bückt sich nieder zur Erde und schreibt mit dem Finger darauf. Großer Regieeinfall: Gegeneifer. Gelassenheit. Wahrhaft göttliche Gelassenheit. Ein wahrhaft göttliches Vergnügen, zu sehen, wie der Eifer der Eiferer an dieser kleinen sinnfreien Geste zerschellt. Ganz und gar souverän, der Gottessohn. Ziemlich peinlich für die Männer, die sich für eine Hinrichtung aufpumpen wollen.

Sie können das nicht auf sich beruhen lassen. Warum antwortet er nicht? Er soll Stellung beziehen. Steinigen oder nicht steinigen? Recht haben oder Unrecht? Die Männer setzen ihm zu. Er entkommt ihnen nicht. Schließlich richtet Jesus sich auf, halb widerwillig, als hätte man ihn bei Wichtigerem gestört, und wie er sich zu sprechen anschickt, da erstirbt das empörte Gemurmel der Umstehenden, da will jeder hören, was er sagt und wie er sich aus der Affäre zieht. Denn sie verstehen sehr gut, worum es hier geht. Alle haben verstanden, dass die Pharisäer einen Grund suchen, ihn selbst zu verklagen und, wer weiß, vielleicht zu steinigen, je nachdem, wie viel Aufgebrachtheit sich unter den Leuten erzeugen lässt. Der Erregungspegel ist hoch und die Spannung, die in der Luft liegt, unerträglich. Man erwartet ein Rededuell, einen Schlagabtausch zwischen Vertretern der Mehrheitsmeinung und einem Konsensstörer, von dem die meisten der Anwesenden sich zu distanzieren gedenken, wenn es opportun ist. Und dann kommt da nur diese eine kurze Bemerkung, mit leiser Stimme, fast müde dahingesagt, bevor Jesus sich wieder zur Erde beugt und gedankenverloren unlesbare Zeichen malt:

Wer von euch ohne Sünde ist, der werfe den ersten Stein.

Großes, ganz großes Drehbuch! Ein paar Fetzen Shakespeare vielleicht können sich mit diesem Satz aus dem Textbuch der Menschheit messen. Und welcher Protagonist mit dem Protagonisten des Stücks, das hier aufgeführt wird, dem Gottessohn, der seine Gottessohnprobe, eine von vielen (die letzte und schwerste steht ihm noch bevor) gerade bestanden hat?

Es ist die Peripetie in der Szene. Danach blickt Jesus lange nicht auf und fährt mit seinem Gekritzel fort. Und währenddessen geschieht, was die Kamera am besten von oben einfinge. Von den Menschen, die sich bereits wie zur Steinigung im Kreis um die Frau in der Mitte gruppiert hatten, löst sich einer nach dem anderen und verschwindet kommentarlos, die Pharisäer zuerst. Als Jesus sich wieder aufrichtet, ist er allein mit der Frau. Wo sind sie?, fragt er. Hat dich niemand verdammt? (Gott, welch herrliche Auflösung!)

Niemand, Herr.

So verdamme ich dich auch nicht. Geh. Und sündige in Zukunft nicht mehr.

Ende der Szene.

Das ist so schön, so vollkommen, dass er gern weinen würde. Doch mit den Körperfunktionen, die ihm bereits genommen sind, schlucken, ausspucken, pinkeln und manches andere, woran er nicht denken will, sind auch seine Tränen versiegt. Gut so vielleicht. Sonst könnte er ja wohl nichts anderes mehr tun als weinen. Und hat man schon davon gehört, dass man sich, sterbend, selbst beweint?

Außerdem ist er nicht traurig, wenn er an das Ende denkt. Er ist empört. Er versteinert vor Empörung, wenn er daran denkt, dass er sterben soll. Er hatte sich das mit sich einfacher vorgestellt. Bachchoralartiger. Er trägt sie alle in sich, die Choräle vom Sterben. Er hat sie gebetet, gesungen, den Widerhall davon in sich gespürt. »Wenn ich einmal soll scheiden, so scheide nicht von mir …«. Ein seliges Ende schien möglich.

Gottselig nannte man es da, wo er herkommt. Ein gottseliges Sterben. Er hatte sich allen Ernstes dafür prädestiniert geglaubt. Andere glaubten es von ihm, das wusste er. Wer, wenn nicht er?

Zeig mir, dass es möglich ist, sagt die Geliebte. Sie sagt es in vollem Ernst.

Er ist tief enttäuscht. Gerade von ihr hat er sich ein bisschen mehr Haltung und Ungläubigkeit gewünscht an seinem Sterbebett. Eine Art Sterbebegleitung für seinen eigenen Unglauben, etwas mehr Empathie für seine Empörung, den schwierigen Umgang mit Gott, der ihm zugemutet ist. Stattdessen diese Erwartung, mit der sie ihn quält. Religiöser Blümchensex. Mit Fried und Freud fahr ich dahin … Er soll, wenn es nach ihr geht, ein mustergültiges Sterben hinlegen, damit sie sich eines Tages andächtig daran erinnern kann, wenn sie selbst so weit ist. Er muss schon sagen …

Sie weint. Sie begreift nicht, dass er keinen Trost für sie hat. Wo ist dein Glaube geblieben?, fragt sie. Wo ist deine Liebe geblieben? Ich spüre nichts mehr davon.

Nimm das ernst, sagt Gott. Du weißt, dass sie dich liebt. Ich selbst habe ihr diese Liebe für dich eingegeben. Es war mein Geschenk für dich.

Dann kümmere du dich jetzt auch um sie!

Soll das ein Gebet sein? Eine Fürbitte? In diesem Ton?

Verzeihung. Ja, nimm dich ihrer an. Ihre Trauer wird groß sein.

So ist es schon besser. Weißt du, sie braucht etwas, das ihr bleibt.

Wieso, sagt er aufsässig. Sie bleibt doch selbst.

Wie kommst du darauf? Sie geht dahin wie du. Ihr geht alle denselben Weg.

Das hatte ich vergessen.

Ist das möglich? Du vergisst, dass ihr alle Sterbende seid? Alle, die man hier antrifft, ob sie in den Betten liegen oder ob sie zu Besuch kommen – sämtlich Moribunde. Die Ärzte, die Pfleger nicht weniger moribund als die Patienten, mit denen sie es zu tun haben. Wie konntest du das vergessen?

Ach Herr, es ist eine Art Eifersucht auf das Leben, das sie noch haben. Sie kommen und gehen, und mich lassen sie zurück.

Weißt du nicht, dass die Sterbenden, die du besuchtest und mit frommen Sprüchen von mir zu trösten meintest, dieselbe Eifersucht gefühlt haben, wenn du kamst und gingst und dein Leben fortsetztest, nachdem du gegangen warst?

Ich habe so etwas geahnt, wenn ich sie zurückließ. Ich hoffte, dass du dann bei ihnen geblieben bist.

Das bin ich. Obwohl durchaus nicht alle Wert darauf legten. Weißt du, ich dränge mich nicht auf.

– – – – –

Was? Denk deutlicher, damit ich dich verstehe.

Herr, bleibe bei uns, denn es will Abend werden, und der Tag hat sich geneigt.

Das ist hübsch. Woher hast du das?

Lukasevangelium. Die Jünger auf dem Weg nach Emmaus. Der Auferstandene, den sie zunächst nicht erkennen und zum Essen einladen.

Ach ja. Wie ging es weiter?

Das weißt du nicht? Beim Brotbrechen erkannten sie ihn plötzlich.

Stimmt. Ich tat ihnen die Augen auf. Und sie wunderten sich, dass sie ihn nicht schon früher erkannt hatten.

Ich habe mich immer gefragt, warum eigentlich nicht.

Wieso? Das ist der Normalfall, dass ihr nicht seht, was vor Augen ist. Wann erkennt ihr einander schon? Ihr seht nur, was ihr sehen wollt. Und erkennen tut ihr erst immer im Nachhinein.

Sah er denn anders aus? Ich meine anders als vorher?

Aussehen. Ihr überschätzt das gewöhnlich. Klar ist das so eine Sache mit dem Aussehen von Leuten, die schon ein paar Tage im Grab gelegen sind. Ist dir übrigens aufgefallen, woran sie ihn dann doch erkannten?

Sie erkannten ihn daran, dass ihr Herz brannte, als er mit ihnen sprach. *Brannte nicht unser Herz in uns …*

Das wird leicht übersehen. Auferstehung hin oder her, wer die Herzen von Menschen brennen lässt, ist bestimmt nicht tot. Merk dir das.

Warum soll ich mir das merken? Ich bin bald selber tot.

Außer es gibt dann noch Herzen, die für dich brennen.

– – – – –

Gott?

Ich bin da. Ich bin immer da. Ich werde bleiben, bis du eingeschlafen bist.

Das ist gut.

Woran denkst du?

Jesaja 66 Vers 13. Bist du der Gott, der mich tröstet, wie einen seine Mutter tröstet?

Der bin ich. Du kannst jetzt schlafen.

Er hat einen Traum, der ihn quält. Es ist ein wiederkehrender Traum. Er soll eine Beerdigung halten. Es muss ein Bekannter sein, der gestorben ist, irgendjemand, der ihm nahesteht, doch er hat vergessen, wer. Er hofft, dass der Sarg noch nicht verschlossen ist, wenn er kommt, sodass er nochmal einen Blick auf den Toten werfen kann. Er muss ihn sehen, damit er weiß, was er bei seiner Ansprache sagen soll. Einen Toten darf man nicht verwechseln. Unter Pfarrern kursieren peinliche Geschichten über verwechselte Traueransprachen. Verzeihung, das ist mein Sohn, der im Sarg liegt, das bin nicht ich. O tut mir leid.

Er wird aufgehalten. Sein Auto startet nicht. Er macht sich zu Fuß auf den Weg. Verläuft sich. Der falsche Friedhof. Er rennt wieder los. Hetzt durch Straßen. Kriegt nicht genug Luft. Er weiß auch im Traum, dass das sein Problem ist. Die Enge in seiner Brust. Kein Spielraum, um Fehler zu machen. Es gibt Varianten des Traums. Er hat seinen Predigttext vergessen. Seinen Talar. Oder er trägt darunter – nichts.

Es ist ein viele Jahre alter Traum, der ihn bis hierher verfolgt. Ihn vor sich hertreibt, wohin? Er spürt, dass der Traum wenig mit seinem Sterben, dafür viel mit seinem Leben zu tun haben muss, will aber nicht so genau wissen, was. Seine Verfehlungen, ja, seine Unzulänglichkeiten, ja. Aber als Prediger glaubt er nicht schlecht gewesen zu sein. In aller Demut, Herr.

Spar dir das.

Die Sache ist, dass er jetzt nicht mehr im Geringsten weiß, was er gesagt hat. Kein einziger Satz will ihm einfallen aus seinen Predigten. Als wenn ein Anderer da hinaufgestiegen wäre und zu den Leuten geredet hätte. Zuhause bei ihm gibt es ein ganzes Regal mit Predigten, die er gehalten und sorgfältig ausgearbeitet und abgetippt hat, lauter DIN-A-3-Ordner, beschriftet nach Bibelstellen und Kirchenjahranlässen, Traureden, Grabreden. Die meisten stammen aus seinen frühen Jahren. Später hat er die Texte recycelt, mit Anmerkungen versehen und, häufig mehrfach, wiederverwendet. Das machen sie wahrscheinlich alle, die Kollegen, auch wenn sie es nicht gern zugeben. Und in den späteren Jahren haben ihm oft ein paar handschriftliche Notizen genügt. Was wird nach seinem Ende damit geschehen? Das wird eine ganze Papiertonne voll, denkt er, wenn sie die wegschmeißen, und, ja, es tut ihm weh. Besser nicht daran denken.

Was soll's? Du hast immer wieder dasselbe gesagt.

Das ist ungerecht! Das stimmt nicht. Ich habe meine Predigttexte gründlich überarbeitet. Und an die Menschen gedacht, die vor mir saßen. Dass sie mich verstehen.

Sieh dir nur deine Weihnachtspredigten an. Friede auf Erden. Versöhnung etc. Die ganze Litanei.

Aber ich meinte es. Ich erinnere mich deutlich, dass ich es gemeint habe.

Erinnerst du dich auch an dieses eine Weihnachten? Du weißt, was ich meine: Gegenweihnachten. Streit. Unfrieden. Trennung. Geschrei. In den Familien geht es nie unfriedlicher zu als an Weihnachten. Und deine Familie war die unfriedlichste auf der Welt in diesem Jahr. Weißt du das noch?

Ja, das weiß ich.

Sollen wir uns die Einzelheiten ersparen?

Nein, Herr, ich bin bereit dafür.

Gut. Es wird schwierig jetzt. Ich zeige dir ein paar Bilder. Mehr nicht.

Dies ist Christina. Sie hat eine Puppe bekommen. Siehst du die Puppe? Sie liegt auf der Erde. Ihre Glieder sind verrenkt. Auf die trete ich, hat sie gesagt. Und dies. Das ist Kerstin. Sie steht in der Küche. Sie hat einen Teller zerbrochen. Sieh in ihre Augen. Was erkennst du da? Angst. Sie hat Angst vor dem, was jetzt kommt. Und das ist Jan-Ulrich. Er spielt Cello und weint. Du weißt, das sollte kein Kind gleichzeitig tun. Er blickt zu dir auf. Weiter, herrschst du ihn an. Wenn du immer heulst, wird das nichts! Und was ist mit Margarethe? Weißt du das auch noch?

Was war mit ihr?

Sieh genau hin!

Ich kann nichts erkennen.

Sagtest du nicht, du seist bereit? Dann öffne jetzt die Augen!

Sie hatte mich provoziert. Sie wollte es nicht anders.

Weißt du, dass jeder Mann so spricht, der einer Frau Gewalt angetan hat? Es ist immer derselbe Text, mit dem ihr euch herausredet.

Aber es ist doch nicht immer dieselbe Frau. Andere Frauen sind unschuldig, hilflos, schwach, ausgeliefert. Sie dagegen –

Du irrst dich. Es ist immer dieselbe Frau ... Warum schweigst du?

Ich versuche zu begreifen, was du gesagt hast.

Nun ja, ich gebe zu –

Was, Herr?

Dass es mich manchmal selbst erstaunt, was geschieht, wenn es so weit kommt wie bei euch. Wie ihr einander abrichtet, bis ihr euch so weit habt. Wie ihr es mit viel Übung und erstaunlicher Inspiration so weit bringt, dass der Andere exakt zu eurem ganz persönlichen Empörungsauslöser geworden ist. Sodass euer Unrechtsbewusstsein schläft – denn Empörte sind immer im Recht – während ihr Krieg gegeneinander führt und mit wachsender Überzeugung merkt, dass ihr euren Traumgegner vor euch habt. Es fühlt sich für euch sehr besonders an, während ihr euch bekämpft, das weiß ich, und doch führt ihr immer dasselbe Stück auf. Glaub das einem, der seit Adam und Eva dabei gewesen ist. Bedenke: Mit der Senkung der Hemmschwellen zwischen Männern und Frauen, die im Sinne der geschlechtlichen Fortpflanzung angebracht war, dem Selbstverlierungsimpuls, der darin liegt, vulgo Liebe, musste ich notwendigerweise auch die anderen Hemmschwellen senken. Hass und Gewalttätigkeit kamen so ins Spiel. Das war der Preis.

Wofür?

Für das Lebendige, das ihr fühlt, wenn ihr fühlt.

Ist es denn immer so schlimm, wie es bei uns war?

O nein. Ihr wart schon zwei ganz besondere Exemplare. Leidenschaftlich. Exzessbereit. Das sind nicht alle, die sich zusammenfinden. Es gibt recht zufriedene, sogar glückliche Paare. Sonst hätte es sich doch längst herumgesprochen, dass die Ehe besser zu meiden sei. Doch bei aller Fragwürdigkeit des Konzepts hat die Idee eines dauerhaften Glückswunscherfüllungsvertrags offenbar etwas Bezwingendes für euch. Ich höre, dass sich die Sitte zu heiraten nach wie vor großer Beliebtheit erfreut und dass die Fülle abschreckender Beispiele bisher nichts daran geändert hat. Die Hochzeiten werden pompöser, die Glücksversprechen fantastischer, die Vertragsdauern verkürzen sich. Merke: Wo etwas wächst, nimmt etwas anderes ab. Eine einfache Regel, die ihr so gern vergesst.

Das war nicht mein Problem.

Sondern?

Verzeih mir, wenn ich das sage, Herr, Allgemeinplätze helfen mir jetzt nicht weiter. Wir sprachen von meinen Weihnachtspredigten. An jenem Abend, dem Abend, von dem diese Bilder im Fotoalbum der Ewigkeit stammen –

Du hast ja etwas verstanden.

Unterbrich mich jetzt nicht – musste ich einen Gottesdienst halten, einen Weihnachtsgottesdienst. Wir hatten einen Streit gehabt. Der Streit war schlimmer als jeder Streit, der vorausgegangen war. Ich wusste, dass sie mich verlassen wird. Ich wusste, dass daran nichts mehr zu ändern war. Ich wusste, dass sie die Kinder mitnehmen würde. Mir blieb nichts. Auch keine Selbstachtung und keine Unschuldsvermutung. Ich wusste, dass ich unwürdig war, einen Gottesdienst zu halten. Nicht allein unwürdig. Unfähig. Unvorbereitet. Ich nahm eine alte Weihnachtspredigt aus dem Ordner, zog meinen Talar an und ging hinaus. Da sah ich, dass es dunkel geworden war auf die besondere Art, in der es in jedem Jahr am Weihnachtsnachmittag dunkel wird. Der profane Tag vierundzwanzigster Dezember war in den Heiligen Abend übergegangen, und ich hatte es nicht gemerkt. Ich ging die paar Schritte zum Kloster hinüber. Als ich den Kreuzgang betrat, begannen die Glocken zu läuten. Die Sterne funkelten über mir, und ich wusste auf einmal, dass ich der Ärmste auf Erden war, der Erbärmlichste, arm an Wert, arm an Kraft, arm an Worten, die zu sagen sein würden. Ich wusste, dass ich der Nacht, die angebrochen war, nicht gewachsen sein würde, ihrer Festlichkeit, ihrer Heiligkeit. Ich spürte diese Heiligkeit, die mich ausschloss, wie ich sie noch nie gespürt hatte. Und ich fühlte eine sehr große Sehnsucht nach ihr, eine große Bedürftigkeit. Dann nahm ich allen Mut, den ich hatte, zusammen –

Ich gab ihn dir –

und betrat die Kirche durch den Seiteneingang, um mich auf meinen Platz im Chorraum zu setzen. Die Orgel setzte ein. Die alten Lieder und Worte bekamen Macht über mich, und ich überließ mich dieser Macht. Nicht anders als es alle tun, die dieses Fest in ihren Bann zieht. Kaum einer kann widerstehen, der am Heiligen Abend eine Kirche betritt, wo immer es sei, und ich war der Geringste unter ihnen, ich wusste es. Ich stieg auf die Kanzel und begann zu sprechen. Es war der Text, von dem du, Gott, sagst, dass es immer derselbe gewesen sei. Und du hast ja Recht, es war immer derselbe. Ich sprach von dem Kind, das geboren wird, »ausgesetzt in die Kälte menschlicher Herzen«. Ich erinnere mich, dass ich das gesagt habe. »Es ist die Liebe in Person«, sagte ich, »lebendiger als alle Gewalt, versöhnlicher als aller Hass …«. Ich las es ab, das ist wahr. Doch ich fühlte, dass ich zu mir selbst sprach, nein, dass es zu mir gesagt war, was ich da las, obwohl ich es selber formuliert hatte.

Wenn du mich fragst: ein wenig konventionell und schlicht. Ich habe schon intellektuell Beeindruckenderes von Kanzeln gehört. »Diesen Menschen will ich, sagt Gott. Diesen Menschen brauche ich. Von ihm lasse ich nicht. Zu ihm stehe ich. Er ist mein Sohn.«

Du weißt das noch?

Natürlich. Ich vergesse nicht. Das – unter vielem anderen – unterscheidet mich von euch. Aber all das, was ihr vergesst, ist nicht verloren. Ihr habt es in mir. Wusstest du das nicht?

Ich hatte es vergessen.

Siehst du. Willst du weiter hören?

Warum nicht? Es ergreift mich. Da ist etwas in meinen eigenen Worten, das mich ergreift.

Du warst darin ganz anwesend. Darum ergreift es dich. Und ich. Wir trafen uns darin. Das geschieht.

Der Heilige Geist?

Nun ja, lass uns das nicht vertiefen. Du weißt ja, wie definitionsscheu der Heilige Geist ist. Wie rasch er sich verflüchtigt, wenn man ihn bemüht. Man hat schon Geldinstitute nach ihm benannt ... Wir wollen dir lieber noch ein paar Sätze lang zuhören: »Er ist der Liebevolle. Der Versöhner. Der Friedefürst. Und die sich nicht versöhnen lassen wollen, das sind wir. Doch er wird fertig mit unserem Unfrieden. Er hält ihn aus und überwindet ihn.« Das ist nicht gerade der Kern der Weihnachtsbotschaft. Doch ich denke, an jenem Abend wusstest du, wovon du gesprochen hast.

Ich fasse es nicht: Du warst da?

Ich war da. Hast du das nicht gespürt? Ich antwortete dir sogar. Weißt du das nicht mehr? Als du nach dem Gottesdienst am Westportal standst, um dich von den Menschen deiner Gemeinde per Handschlag zu verabschieden und ihnen frohe Weihnachten zu wünschen, wie es üblich ist, da musst du doch etwas gespürt haben.

Ich spürte, dass da etwas war zwischen den Menschen meiner Gemeinde und mir. Etwas wie … Zuneigung?

Ja, an diesem Heiligen Abend, als du der Geringste unter den Geringen warst, als die meisten von ihnen ahnten, was hinter den gläsernen Mauern des Pfarrhauses vor sich ging und Margarethe sich in der Kirche nicht zeigte, weil sie Grund hatte, ihr Gesicht zu verbergen, und du weißt warum, gab ich ihnen ein Gefühl für dich ein, der Liebe nicht unähnlich, die man für einen empfindet, der von seinem Leiden gezeichnet ist. Es war ein unklares Gefühl, von dem sie sich selber nicht Rechenschaft ablegten. Diesen Menschen will ich, sagte ich zu mir mit deinen eigenen Worten. Diesen Menschen brauche ich. Von ihm lasse ich nicht. Zu ihm stehe ich. Er ist mein Sohn … Und sie spürten etwas davon. Denn ich habe dir einen Zauber verliehen, eine Art von Schönheit, die hervortritt, wenn du leidest. Ich bin sehr sparsam mit dieser Gabe. Die wenigen, die sie besitzen, nenne ich zuweilen meine Kinder. Du besitzt sie auch jetzt.

… Vater?

Was willst du mir sagen?

Nimmst du mich zu dir? Ist es das, was jetzt mit mir geschieht?

Ich wollte, es wäre so einfach. Aber das ist es nicht.

Sondern?

Ich nehme dir alles. Deine Gestalt. Dein Antlitz. Deine Ebenbildlichkeit. Deinen Charme, von dem wir sprachen. Deinen Charakter. Dieses Ego, von dem ihr glaubt unzertrennlich zu sein. Dein Wesen. Deine Erinnerungen. Ich lösche sie. Ich lösche alles.

Und was bleibt von mir?

Dein Gewesensein.

Weiter nichts?

Das ist viel. Bedenke: Es bleibt in Ewigkeit. Es ist unvergänglich.

Und das andere?

Wovon sprichst du?

Meine Seele …

Habe ich mich nicht deutlich genug ausgedrückt? Deine Seele? Es wird nichts mehr geben, das dir gehört. Du wirst dich verabschieden müssen. Von allem, was dir kostbar ist, deinen Kindern, deiner Geliebten … und zum Schluss von dir selbst.

Von mir selbst? Das ist furchtbar …

Nun ja.

Und auch von dir?

Nein. Von mir musst du dich nicht verabschieden.

Von dir nicht? Ist es das, was ich begreifen muss? Dann nimmst du mich also doch zu dir …

Was hast du denn geglaubt?!

Kerstin kommt zu ihm. Das ist überraschend. Er hatte seit Jahren keinen Kontakt mehr mit ihr. Es hat sich also bis zu ihr herumgesprochen, dass er im Sterben liegt.

Er freut sich, sie zu sehen. Er freut sich mehr, als er erwartet hätte. Er nimmt ihre Hand. Es kostet ihn Mühe. Sie ahnt das wahrscheinlich nicht: Seine beiden Hände zu nehmen, um ihre Hand damit zu greifen, kostet ihn mehr Kraft, als er eigentlich hat. Doch es gelingt.

Ihre Mutter habe sie angerufen und ihr gesagt, dass er krank sei. Sehr krank. Da sei sie gekommen, um ihn noch einmal zu sehen. Sie nimmt kein Blatt vor den Mund. Das ist ihm lieber als die künstliche Munterkeit, die manche seiner Besucher an den Tag legen. Ein Abschiedsgespräch also mit seiner ältesten Tochter. Ein letztes Mal auf Erden, dass sie beisammen sind, um einander noch zu sagen, was zu sagen ist.

Kerstin war fünf, als sie sie aus dem Kinderheim holten. Sie war übriggeblieben unter den Kindern ihres Geburtsjahrgangs, die zu Adoptiveltern gegeben worden waren. Niemand hatte sie gewollt. Sie war einfach nicht süß. Das war alles. Keines unter den adoptionswilligen Paaren, die ins Heim kamen, um ein Glücksbringerkind für sich zu wählen, entschied sich für dieses blasse kleine Mädchen mit dünnem, strähnigem, fahlblondem Haar, obwohl man ihnen versicherte, dass sie intelligent und kerngesund sei. Ein Kind, das nicht süß ist, trägt eine schwere Last, vor allem, wenn es als Tochter einer sechzehnjährigen Mutter geboren wird, die ihrerseits schon nicht süß gewesen ist und sich auf den ersten Blick in ihr wiedererkennt und weiß, dass sie dieses Kind so wenig wie sich selbst annehmen kann.

Mit ihren fünf Jahren war Kerstin ein Ladenhüter in dem Kinderheim, in das sie kurz nach der Geburt gegeben worden war. Damals kippte der Markt für Adoptionen bereits, die Nachfrage hatte das Angebot überholt, obwohl immer noch viele unerwünschte Kinder zur Welt kamen, bevor die Mittel zur nachträglichen Verhütung rezeptfrei zur Verfügung gestellt wurden, sodass das Angebot inzwischen fast ganz aus Importen gedeckt werden muss. Es waren die letzten Jahre, in denen man noch Kinder aus dem Waisenhaus abbekam, wenn man eins wollte. Doch nicht einmal das vermochte die Marktchancen von Kerstin zu erhöhen.

Was ist das für ein Kind?, fragte er die Heimleiterin und wies auf ihren Namen auf einer Liste mit Zu- und Abgängen. Denn er war im Kuratorium der kirchlichen Einrichtung. Was ist da los?, fragte er. Mit ihr muss Gott etwas Besonderes vorhaben, antwortete die Frau, eine urfromme Diakonisse. Und er verstand, was sie ihm damit sagen wollte: ein hoffnungsloser Fall.

Ich möchte sie mir einmal ansehen, sagte er. Die Schwester wunderte sich und bemerkte: Sie hat den Schnupfen, als Kerstin hereingebracht wurde. In Wahrheit lief ihre Nase so gut wie immer, wie er bald herausfinden sollte. Und vermutlich war dies auch einer der Gründe für ihre miserablen Marktchancen. Denn die Rotznasen, die man sich nach Hause holt, wenn man ein Kind adoptiert, müssen mitgeliebt werden, wenn man sich anschickt, es lieb zu gewinnen.

Wenn es mehr nicht ist, sagte er.

Und da lächelte Kerstin ihn ganz leise an. In ihren Glupschaugen unter den farblosen Wimpern glomm für einen Moment die Weisheit derer auf, die keine Hoffnung haben zu gefallen, und sie ließ die Hand der Schwester los, kam einen Schritt auf ihn zu und streckte ihm ihre kleine weiße kalte Hand entgegen. Sie mag sie, sagte die Heimleiterin. Ich mag dich auch, sagte er, indem er die Hand ergriff, und zu der Schwester: Haben Sie ein Taschentuch? Und er putzte ihr erst einmal richtig die Nase. Denn er hatte zu Hause bereits ein paar Rotznasen, die ihn in der Übung hielten, und der Gedanke, dass es auf eine mehr nicht ankommen würde, traf ihn unvermittelt und tief wie eine Eingebung und erzeugte eine Wärme in ihm, die, wie ihm später bewusst wurde, aus seinem Väterlichkeitszentrum kam. Diese kleine verlorene Seele, das begriff er, hatte ihn gewählt.

Ich denke, sagte er zu der Diakonisse, ich nehme sie ein paar Tage zur Probe, damit sie sich an uns gewöhnt.

Müssen Sie nicht zunächst einmal mit Ihrer Frau sprechen?

Das ist richtig, sagte er.

Und er wusste, dass er keinen Fehler machen durfte, keinen einzigen. Es geht nur um ein Wochenende, sagte er zu Margarethe. Das Kind war noch niemals in einer Familie.

Es war Kerstin, die ihm die Überzeugungsarbeit abnahm. Sie tat es mit einem Ernst und einer Beharrlichkeit, der nichts und niemand gewachsen war. Sie war einfach da. Weinte nicht. Lachte nicht. Sprach nur wenig, nicht viel mehr als nein und ja. Man vergaß, dass sie da war. Aber sie vergaß keinen Augenblick, wo sie war. Es war ihr erster Aufenthalt außerhalb des Heims. Nach dem Abendessen, von dem sie nicht viel gewollt hatte, saß sie einfach da. Die beiden Jungen waren schon im Bett.

Möchtest du bei uns schlafen, fragte er. Oder soll ich dich wieder – er sagte nicht: nach Hause, er sagte: zu den Schwestern bringen?

Nein, sagte sie.

Du möchtest bei uns schlafen?

Sie antwortete nicht.

Soll ich dich ins Bett bringen?

Nein, sagte sie, die Mama, und sah Margarethe an.

Es war das Wort, das Jan-Ulrich und Sebastian ihr vorgesagt hatten. Sie sprach es zum ersten Mal aus.

Na, komm, sagte Margarethe. Da wusste er, dass es gelingen konnte. Ein paar Monate später unterzeichneten sie die Adoptionsurkunde. Du bist jetzt unser Kind, sagte er zu ihr. Sie sah ihn verständnislos an. Was sonst, bedeutete dieser Blick.

Kerstin ist jetzt eine Frau von vierzig Jahren. Sie hat eine Scheidung hinter sich und ist gezeichnet davon. Die senkrechte Falte über ihrer Nasenwurzel hat sich vertieft. Sie ist zu jung für eine solche Falte, denkt er.

Ich freue mich, dass du gekommen bist, möchte er sagen, doch sie versteht ihn nicht, ist ein wenig hilflos, peinlich berührt. Sie hatte sich das offenbar nicht so vorgestellt mit ihm. Hat ihr denn niemand gesagt, dass er sprechunfähig ist? Er artikuliert den Namen der Geliebten. Sie war vor Kurzem noch hier, und wenn er sie richtig verstanden hat, ist sie in die Cafeteria der Klinik gegangen.

Soll ich sie suchen?, fragt Kerstin. Ja. Er braucht eine Dolmetscherin zur Verständigung. Die Geliebte hat Übung darin, seine Äußerungen mit der Buchstabenmethode zu ermitteln.

Kerstin macht sich auf die Suche. Er fühlt sich aufgewühlt. Es überrascht ihn, dass ihr Besuch so etwas auslöst. Wie kann es sein, denkt er, dass ich daraus verschwinde, aus diesem Geflecht von Verbundenheiten und Zertrenntem, von Zugefügtem und Erlittenem, von Nichtwiedergutzumachendem und Gutgemachtem, das mein Leben ist? Wer soll das unvollendete Liebesgewebe zusammenhalten, die losen Fäden verknüpfen, wenn ich nicht mehr bin? Die beiden Frauen kommen zurück, bevor Gott sich dazu äußern kann. Vielleicht hat er dazu aber auch nichts zu sagen und überlässt das alles ihm.

Die Geliebte gibt sich Mühe, die Fragen zu ermitteln, die er an Kerstin hat. Er spürt, wie sehr es sie anstrengt. Doch das ist nichts gegen die Anstrengung, die es ihn selbst kostet, für jeden Buchstaben das ganze Alphabet zu durchkämmen, bis er nicht vergisst, beim richtigen zu nicken, und aus Buchstaben Wörter und aus Wörtern Sätze werden.

Er will wissen, warum du dich so lange nicht gemeldet hast.

Wieso ich? Du hattest doch meine Adresse, sagt Kerstin.

Es ist schwierig, ja. Wie soll er ihr das erklären? Als sie vor einigen Jahren geheiratet hat, da war es, als wenn dieser Mann ihn nun abgelöst hätte. Sie ging an ihn über. Das Kapitel Kerstin war abgeschlossen für ihn. Seine Verantwortung für ihr misslingendes Leben, abgebrochenes Studium, traurige Jobs – er hatte das Gefühl, dass er aus ihr entlassen worden war. Er hätte die Beiden gern getraut, aber sie war aus der Kirche längst ausgetreten. Mir haben die genug angetan, sagte sie. Fünf Jahre in einem kirchlichen Kinderheim! Vielleicht musste man das bei allem Undank, der auch daraus sprach, verstehen. Er hatte sich trotzdem so etwas wie Glück für sie vorgestellt, Sicherheit, einen Menschen, der sie liebte, obwohl sie nach wie vor nicht sehr liebenswert war. Umso mehr, hatte er gedacht, muss dieser Mann es tun, der Lehrer für Blinde und ihm nicht unsympathisch war. Als er von der Scheidung hörte, war er entschlossen, sich nicht einzumischen. Er telefonierte mit ihr, erfuhr, was man einander an Unverzeihlichem vorwarf, wie es bei jeder Scheidung geschieht, und rief nicht wieder an.

Du hattest Angst, dass ich dich um Geld bitten würde, sagt Kerstin.

Er verneint. Dann versucht er zu lächeln. Das auch, sagt er. Beide Frauen können es ihm von den Lippen ablesen.

So ist er, sagt Kerstin, zur Geliebten gewandt.

Sie meint es. Wenn irgendwer frei von Humor ist, dann sie. Und er erkennt genau darin die Wurzel seiner alten Neigung für sie. Es ist der Wunsch, sie zu bewahren vor ihrer eigenen Humorlosigkeit, dem ungeschützten Lebensernst, in dem er noch immer das Kind antrifft, das nicht weiß, was ihm fehlt. Er ahnt, dass darin auch der Grund für das Scheitern ihrer Ehe liegt. Er möchte wissen, wie es ihr ergangen ist. Wie lebt sie und wovon? Hat sie eine Stelle? Freunde, die zu ihr halten? Hat sie Kontakt zu der Frau, die sie immer noch Mama nennt? Doch seine Fragen, die Langsamkeit, mit der er sie stellen kann, können nicht Schritt halten mit ihrem Bedürfnis, von sich zu sprechen. Sie spricht nur noch zu der Geliebten.

Er wollte nicht, hört er sie sagen, dass ich Abitur mache.

Er schüttelt den Kopf so heftig, wie es ihm möglich ist. Das ist nicht wahr!

Du hast aber doch studiert, sagt die Geliebte, die Kerstin heute erstmals begegnet ist.

Wenn es nach ihm gegangen wäre … Er hört über seinen Kopf hinweg die Geschichte vom Aschenkasten, in dem sie schlief, um das Herdfeuer zu unterhalten. Ich musste alles im Haus machen, sagt sie, dafür brauchten sie mich. Er erinnert sich an den Feuereifer, mit dem sie Plätzchen für ihn buk, schmuddelige kleine Dinger, grau vom Kneten und Formen, die er mit Rührung aß. An die Mahlzeiten aus Knetgummi, die er von kleinen Plastiktellern im Kreis ihrer Puppen zu sich nahm. Wie sie im weißen Nachthemd im Krippenspiel als Verkündigungsengel auftrat und er sich aufregte, weil sie so aufgeregt war, und seine Augen feucht wurden, als er ihr gläsernes dünnes Stimmchen vernahm: siehe ich verkündige euch große Freude – und er diese Freude in sich fühlte.

Ich wollte Medizin studieren.

Medizin. Sie hatte meistens eine Fünf in Mathematik. Biologie, Chemie Fehlanzeige. Kunst ging. Deutsch zur Not. Fremdsprachen Durchschnitt. Religion, weil der Vater Pfarrer war.

Er meinte aber, Krankenschwester genügt für mich.

Und, was hast du dann studiert?

Archäologie und Kunstgeschichte.

Interessant.

Aber das war mir zu trocken. Ich wollte lieber mit Menschen arbeiten. Außerdem, wenn du kein Geld von Zuhause kriegst …

Er gibt es auf, sich einmischen zu wollen. Er hat für ihr Studium bezahlt, bis er erfuhr, dass sie länger schon nicht mehr studierte, sondern für eine gemeinnützige Einrichtung arbeitete, wo man sich um Obdachlose kümmerte. Es ist mir wichtig, hatte sie ihm erklärt. Ich möchte etwas zurückgeben. Ich meine, du weißt schon, ich war ja auch mal so was wie obdachlos, als ihr mich genommen habt. Von da an hatte er gedacht, dass es jetzt gut sei.

Und was machst du zurzeit?, fragt die Geliebte nach einem Blick zu ihm, den er nicht erwidert.

Im Augenblick nichts, sagt Kerstin. Mein Ex musste mir das Geld für ein halbes Auto und die Hälfte der

Möbel geben. Davon habe ich noch etwas. Ich brauche kein Auto, und Möbel brauche ich auch nicht. Wohne bei einer Freundin.

Und hast du Pläne?, fragt die Geliebte.

Ich würde gern im Tourismus arbeiten. Etwas von der Welt sehen. Thailand wäre schön. Oder Nepal. Da wollte ich schon immer hin. Buddhismus liegt mir, weißt du? Ich kann aber auch gut mit Kindern umgehen. Oder mit alten Leuten. Eigentlich kann ich alles ziemlich gut.

Etwas in ihm zieht sich zusammen. Vor Mitleid. Vor Enttäuschung. Vor Zärtlichkeit. Er hebt mit Mühe die Hand, und es dauert, bis eine von ihnen merkt, dass er etwas sagen will. W a r – neues Wort – e s – neues Wort – d e n n – neues Wort – g u t – neues Wort – f u e r – neues Wort – d i c h – neues Wort – d a s s – neues Wort – d u – neues Wort – b e i – neues Wort – u n s – neues Wort – w a r s t (?)

Er wartet auf ihre Antwort. Sie lautet: Nein!

Danach kommt nichts mehr. Er schließt die Augen. Als er spürt, dass die Geliebte sich über ihn beugt, formt er den Satz, den er sagen will, mit den Lippen, und es ist ihm egal, ob man ihn versteht.

Er sagt, er ist jetzt müde, übersetzt die Geliebte.

Dann gehe ich mal, sagt Kerstin. Tschüss, Papa. Sie tritt an sein Bett und legt kurz die Hand auf sein Bein unter der dünnen Decke.

Er hört, wie die beiden Frauen hinausgehen.

Ich will darüber nachdenken, hat er gesagt …

Eines Nachts erinnert er sich an Irene. Er hat schon lange nicht mehr an sie gedacht. Werde ich sie wiedersehen?

Dein Ernst?, fragt Gott. Du denkst an eine Art Ewigkeitsparty der Seelen? Ich bitte dich! Wir sprachen bereits davon.

Niemanden? Auch meine Eltern nicht?

Neue Frage. Oder willst du mich vertreiben?

Es wäre so wichtig.

Was?

Zu wissen, wie das war, als Irene gestorben ist. Ich wäre gern bei ihr gewesen.

Wobei?

Ihrem letzten Moment.

Im letzten Moment ist jeder von euch allein. Das weißt du doch.

Als ich kam, war sie schon tot. Ich werde niemals erfahren, was wirklich geschehen ist.

Nein, das wirst du nicht.

Auch … dort … nicht?

Kann man so schwer von Begriff sein? ›Dort‹ geschieht nichts. Ist nichts geschehen. Gibt es nichts zu erfahren.

An jenem Abend wartete ich auf sie. Später kam es mir vor, als hätte ich immer gewartet, solange ich mit ihr zusammen war. Sie kam gewöhnlich spät abends und fuhr früh am Morgen wieder weg.

Sie war ein wenig ruhelos und getrieben, fandst du nicht? Die Obdachlosen, die Kinder, die Seminare, diese ganze Man-kann-die-Welt-doch-ein-bisschen-besser-machen-Sache. Und dazu die Geschichte mit einem Mann wie dir, schwierig, verletzt, verlassen und eine Autostunde von ihr entfernt.

Ich wollte, dass sie bei mir zur Ruhe kommen sollte. Ins Pfarrhaus einziehen. Mich heiraten. Sie wollte es übrigens auch.

Bist du sicher?

Wie kann man sicher sein bezüglich des Nichteingetretenen?

Du lernst dazu.

Ich glaube, wir brauchten uns.

Ein bisschen zu nötig.

Wie?

Du brauchtest eine Frau für dein Bett. Du hattest gewisse Probleme mit deinen sexuellen Regungen. Widersprich mir nicht. Das ist normal, wenn ein Mann aus der Ehe entlassen wird. Für die meisten von euch, ob bewusst oder nicht, ist sie doch so etwas wie eine sexuelle babylonische Gefangenschaft.

Gott, du nimmst kein Blatt vor den Mund.

Warum sollte ich? Schließlich habe ich selbst euch diese – sollen wir es Triebkraft nennen? – verpasst.

Ich liege im Sterben, Herr. Ich bin nicht in der Stimmung für das Thema.

Doch du erinnerst dich daran? Da war zum Beispiel die Sache mit der Organistin. Die dämmrige Orgelbank am Samstagnachmittag, wenn du ihr die Lieder für den nächsten Morgen erklärtest? Das ging ja gar nicht! Du warst ohnehin kaum noch tragbar für deine Gemeinde, ein von seiner Familie verlassener Pfarrer, Zielscheibe von Projektionen, wie sie in jeder Nachbarschaft, jedem Wohnort frei flutend vorhanden sind, sie richteten sich auf dich. Verdächtigungen. Verurteilungen. Gerüchte. Aber auch dies: Mitleid. Sympathie. Parteinahme für dich. Und, es konnte dir nicht verborgen bleiben, Interesse aufseiten der Frauen, diese unsaubere Mischung aus Neugier, ausschweifender Fantasie und Begehren, die ein Mann mit priesterlichen Funktionen ohnehin bei manchen von ihnen erregt und die wir hier nicht weiter analysieren wollen. Du weißt, wovon ich rede.

Ja.

Auch deine Vorgesetzten befassten sich mit dir und der Frage, ob da noch genug übrig war von der Würde, die dein Amt nun einmal forderte. Es fehlte nicht viel, und man hätte dich aus dem Pfarrdienst entlassen. Du hättest gerade noch als Religionslehrer getaugt.

Das hätte mich vernichtet.

Sei nicht pathetisch. Es gibt Schlimmeres als das. Du brauchtest einfach eine neue Frau an deiner Seite, ich sah das ein. Mir scheint, ich schickte dir Irene zur rechten Zeit.

Sie brauchte mich nötiger als ich sie.

Überlass solche Abwägungen mir.

Sie war so verzweifelt nach dem Selbstmord ihres Mannes. Und ich bewies ihr, dass ein Mann es mit ihr aushalten konnte, ohne sich umzubringen.

Interessant. Und was bewies sie dir?

Dass eine Frau es mit mir aushalten kann.

Interessant. Fällt dir nichts auf?

Was soll mir auffallen? Du meinst, dass wir einander instrumentalisierten? Doch es fühlte sich wie Liebe an! Wir waren glücklich zusammen! Wir wollten heiraten!

Das sagtest du schon.

Sie war übrigens verdammt gut im Bett, falls du überhaupt verstehst, was ich meine!

Mäßige dich! Sagtest du nicht, dass das nicht mehr dein Thema sei?

Ich bitte um Vergebung, Herr.

Schon gut. Wir sprachen über ihr Ende.

Als ich zur Unfallstelle kam – Absperrung, Polizei, Rettungswagen, Blaulicht,

– Ich weiß, ich war vor dir da –

wollten sie mich zuerst nicht durchlassen. Ich bin

Notfallseelsorger, schrie ich sie an. Ich hatte meine Weste mit dem Aufdruck in Leuchtschrift vergessen. Irgendetwas war nicht wie sonst. Ich spürte das. Sie hatten sie schon aus dem Wrack befreit, und die Sanitäter stellten gerade die Wiederbelebungsversuche ein. Das ist der Moment. Ich habe ihn oft erlebt. Und man kann ihn nicht aushalten. Weiter, rief ich. Machen Sie weiter! Doch sie packten ihre Geräte ein. Sind Sie der Pfarrer?, fragte ein Polizist, den wir gerufen haben? Kennen Sie die Frau? Und da erst sah ich, dass sie es war. Ich erkannte es an der Farbe des Blechhaufens zwischen den Baumstämmen. In dem, was auf der Tragbahre lag, war sie nicht mehr zu erkennen, und mein erster Gedanke war, dass ich sie nie wirklich gekannt hatte, und auf unklare Weise fühlte ich mich schuldig an ihrem Tod.

Nicht aufzuhalten.

Wie?

Sie war nicht zu bremsen. Immer den Fuß auf dem Gaspedal. Ich meine das metaphorisch.

Aber du hättest sie doch –

Darum geht es nicht. Es war ihr Ende, exklusiv das ihre, in der Ewigkeit für sie reserviert. So wie dies hier dein Ende ist. Ihr seid nie so sehr ihr selbst wie ganz am Schluss. Natürlich hätte ich eingreifen können. Verhindern, dass ihr in der Kurve die Augen zufielen. Sekundenschlaf, der schlimmste Feind der Autofahrer auf dunklen, gewundenen Landstraßen. Es war spät in der Nacht. Sie war übermüdet. Kein Wunder. Es war ein langer Tag für sie. Sie wollte zu dir. Ich sage dir sicher nichts Neues, wenn ich dir sage: Sie sehnte sich nach dem Glas Wein mit dir, deiner Umarmung, dem Platz neben dir im Bett. Für ein, zwei Sekunden war sie schon da, war angekommen, erwachte, indem die Böschung auf sie zuraste und der Wald sie in seine Arme schloss. Sie durchbrach etwas … war zum Rendezvous mit mir und nicht mit dir unterwegs, das verstand sie noch.

Ich trauerte lange um sie. Blieb ihr zu Ehren allein. Jahrelang, du weißt es. Ich ging zum Friedhof. Pflanzte Blumen auf ihr Grab.

Hör auf damit. Man muss sich nicht rechtfertigen, wenn man nicht tief genug liebt.

Ich wusste es nicht besser.

Wie solltest du auch? Mit der Liebe ist es wie mit der Kunst und der Religion. Da hilft euch keine Anstrengung. Kein guter Wille. Etwas für euch Unverfügbares ist dabei.

Ich weiß.

Jetzt weißt du es.

Ja, Herr. Du hast mir die Gnade erwiesen, es zu erfahren.

Die meisten Menschen erfahren es, wenn überhaupt, dann früh, in einem Alter, in dem ihre Seelen noch nicht überwältigungsresistent sind. Du findest unter ihnen all diese Liebesnostalgiker, ihr Leben lang auf der Suche nach etwas, das ihnen seit Langem verloren gegangen ist. Süchtig nach diesem Kick, einem Duft, einem Musikfetzen, der ihnen die Erinnerung daran zurückbringt. In deinem Fall verfuhr ich anders. Ich begann mit dem Verlust. Ich ließ dich verlieren und wieder verlieren, um dich gegen Ende des Lebens erst finden zu lassen.

Es war ein großes Glück. Das ist wahr.

Mir scheint, du bist dafür nicht dankbar.

Soll ich dankbar sein, dass du mich im Bett meiner Geliebten aufgespürt und – wie lautet das korrekte Wort dafür? – abberufen hast?

Deine Zeit war gekommen. Ist es nicht so: Wenn ihr liebt, gibt es Momente, in denen ihr den Himmel offen glaubt und nicht zögern würdet, ihn zu betreten, wenn ich es euch gestattete. Nun, da ich es dir gestatte, ist es dir gar nicht recht.

Ich wäre ihr gern geblieben.

Das ist nicht vorgesehen.

Eine gewisse Zeit noch. Vielleicht ein paar Jahre.

Wovon redest du? Ich kenne keine Jahre. Ich kenne nur die Ewigkeit. Diese Momente, von denen ich sprach –

Es hat sie gegeben.

Ich weiß. Nimm sie alles in allem – was glaubst du, welche Dauer sie in eurer Zeitrechnung hatten?

Keine Ahnung, Herr. Sekunden? Minuten? Stunden?

Ich auch nicht. Begreifst du? Ewigkeit hat keine Dauer.

Ist die Liebe denn ewig?

Das weißt du nicht?

Dann stirbt sie nicht mit mir?

Natürlich nicht. Ich dachte, das hätte sich unter euch herumgesprochen. 1. Korinther 13. Die Liebe hört niemals auf. Das ist doch ein Klassiker.

Aber ich höre auf. Ich werde nicht mehr dabei sein, wenn geliebt wird.

Du nicht, aber ich.

Das soll ich hinnehmen? Du verlangst viel von mir.

Ich verlange alles. Alles, was dir gehört. Aber die Liebe hat niemals dir gehört. Immer nur mir. Hast du das denn nicht gespürt, wenn du liebtest? Warst du da nicht ganz Hingabe? Ganz außer dir? War es nicht auch meine Gegenwart, die du da fühltest?

Ja.

Was willst du noch von mir?

Wer bist du? Bist du der richtige Gott? D e r Gott?

Wie meinst du das?

Bist du der Gott aus der Bibel, der mit mir spricht? Der Gott Abrahams, Isaaks und Jakobs? Du weißt, was ich meine.

Ich bin dein Gott.

Nur der?

Meinst du, der Schöpfer von allem, der Weltenbeweger gäbe sich mit dir ab, nur weil du gerade ein bisschen im Sterben liegst?

Ich dachte, das sei verheißen.

Dies ist das Verheißene.

Ach.

Ist das alles, was du mir zu sagen hast: Ach? Ich mache mich klein für dich, komme in deine Gedanken, lasse es mir darin nicht zu eng werden. Denn es ist, das kannst du mir glauben, ein verdammt enges Behältnis, in das ich mich zwänge, ein menschlicher Geist, und alles, was du für mich hast, ist ein aufsässiges ›Nur der‹ und ein schwächliches ›Ach‹!

So habe ich das nicht gemeint.

Dann sag mir, was du gemeint hast. Du bist enttäuscht von mir, richtig?

Nein, Herr, wie könnte ich!

Lass das! Keine Höflichkeiten mehr zwischen uns. Ich bin auch enttäuscht von dir.

Ich weiß.

Wer war ich für dich all die Jahre? Was war das, dein Glaube? Ein Wort, das du dein Leben lang im Mund geführt hast.

Ein gewisses Unbehagen war immer dabei.

Das ist mir nicht verborgen geblieben. Doch es zeichnet dich aus. Es zeichnet alle aus, deren Glaube den Namen verdient. Meinst du etwa, ich will von solchen verehrt werden, denen das Unbegriffene leicht von den Lippen geht? Der Glaube, das, was ihr so bezeichnet, kann beides bewirken: Er kann euer Denken und Fühlen, nennen wir es das denkende Herz in euch, einengen und begrenzen, du weißt, was ich meine: Eiferer, Fanatiker, sich gerecht Wähnende, von den Anderen, den Gotteskriegern, ganz zu schweigen. Oder er kann es entgrenzen und weit machen, weiter als ihr je gedacht habt und eure Gedanken hinreichen. Ich liebe mir ausschließlich die geweiteten Herzen, in denen Platz für mich ist, und frage nicht viel nach dem Übrigen. Rechtgläubigkeit interessiert mich nicht. Meine Offenbarungen sind immer recht, sofern es meine sind. Und ich kenne viele Sprachen, in denen ich mich kundtue.

Und die Schöpfung, Herr? Die Evolution, in der einer wie du gar nicht vorkommt?

Oh, ich fühle es förmlich, wie sich dein denkendes Herz verengt und verfestigt. Du Erdensohn. Ich weiß das schon seit Äonen, was euch erst seit Kurzem zu denken gibt … Lass uns einen Test mit dir machen.

Muss das sein?

Mir zuliebe. Also: Denke Evolution! Lege alles in deine Gedanken, was du davon weißt! Die Jahrmilliarden. Die Ursuppe. Die ganze Reise vom Einzeller bis zu dir. Denke an deine Vorfahren, die Würmer, die Quallen, die Fische, die ersten, die sich an Land bewegten, vergiss die Reptilien nicht, die Beutelratten, die Lemuren, die, ich weiß nicht was, die Affen, wie sie dir langsam zu ähneln beginnen – hast du es?

Ja.

Und wie ist dir?

Was meinst du?

Dein denkendes Herz. Fühlt es sich in dir geweitet oder verengt an? Sag es mir.

Unendlich weit …

Begreifst du? Das ist mein Anteil an dem Ganzen. Dieses geweitete Herz in dir, in dem ich Wohnung beziehen kann. Ich habe es mir geschaffen und dazu die Evolution benutzt. Ich habe sie benutzt, verstehst du? Und dieser Raum, den du mir zur Verfügung stellst, indem dein denkendes Herz sich nicht verengt, sondern weitet, das ist der Glaube. Nichts weiter. Die Religiösen machen zu viel Aufhebens davon. Genauso wie die Nichtreligiösen zu viel Aufhebens davon machen.

Ist es so einfach?

O nein. Es ist nicht einfach. Ich stelle Bedingungen.

Die Gebote?

Zum Beispiel. Aber fang jetzt nicht mit Pater peccavi an. Das weiß ich alles längst. Und es langweilt mich. Es ist immer dasselbe mit euch.

Ist mir denn vergeben?

In dem Maß, in dem dein denkendes Herz es fasst. Um Vergebung zu erfahren, muss es sehr weit geöffnet sein, sozusagen bis zum Anschlag.

Ich weiß nicht, ob ich das hinkriege.

Überlass das mir.

Dir? Du erbarmst dich meiner?

Ist das neu für dich, du Protestant? Was hast du da immer gepredigt?

Ach das! Du meinst *sola gratia*. Allein aus Gnade werden wir gerechtfertigt. War das so gemeint?

Wie sonst?

Ich verstehe.

Was ihr so unter verstehen versteht.

... Gott ...? War das jetzt meine Absolution? Sind mir meine Sünden vergeben?

Wenn du das brauchst. Von mir aus.

???

Hast du mehr erwartet? Eine große Sache? Fanfarenklänge? Schalmeien? Ich vergebe dir deine Sünden, das Äußerste, was ihr von mir verlangen könnt, und es genügt dir nicht! Was willst du noch von mir?

Ich weiß nicht. Ich hatte mir das alles irgendwie anders vorgestellt ... Das ganze Leben ...

Es ist alles irgendwie anders. Begreifst du das jetzt?

... Wer war ich?

Du hattest Zeit genug, es herauszufinden. Du warst der Sohn deiner Eltern. Der Vater deiner Kinder. Ein

Mann für drei Frauen. Ein Prediger vor dem Herrn. Ein Freund deiner Freunde. Ein Wähler. Ein Sparkassenkunde … Ihr seid ziemlich multipel.

Und wer war ich für dich?

Unter all meinen Schöpfungswundern warst du eines. Genügt das?

Ja. Das genügt.

Datum?

Sebastian versteht ihn nicht.

Datum! Er hat keine Geduld mehr, wenn man ihn nicht versteht. Er erfährt, dass schon Herbst ist, Ende September. Mein letzter Sommer, denkt er. Der Gedanke hat keine Spur Poesie. Das hier war kein Sommer mehr. Sein letzter Sommer war der vorletzte. Mit der Geliebten am Meer, ein paar Tage nur. Er weiß, dass es schön war. Doch es gelingt ihm keine Erinnerung daran. Sein Imaginationsvermögen ist matt, wie es sein Körper ist. Stark ist nur die Angst vor dem nächsten Atemnotstand. Es wird immer enger in ihm. Kein Platz für Gefühle. Gefühle verlangen ihm zu viel ab. Keine Abschiede bitte. Ein Abschied würde ihn umbringen, das weiß er.

Du hast lange geschlafen, sagt Sebastian. Sie haben dich wieder lahmgelegt.

Wie lange?, artikuliert er.

Fast eine Woche.

Schlaf ist ein Euphemismus für die komatösen Phasen, aus denen er auftaucht. Aufenthalte im Nichts. Komplett gelöschte Zeit. So wird der Tod sein, denkt er. Im besten Fall. Ein Koma, aus dem man einfach nicht wieder erwacht. Es ist der wahrscheinlichste Tod für ihn. Sie lassen ihn hier nicht ersticken. Sie nehmen ihm sein Bewusstsein, wenn es wieder droht. Doch Tod ist keine Bewusstlosigkeit. Dahinter muss noch etwas anderes sein. Eine tiefere Auslöschung. Ein tieferes Nichts, tieferes Schwarz. Das Wissen, dass er beim Übergang wahrscheinlich nichts empfinden wird, nimmt ihm nichts von seinem Schrecken. Er schnürt ihm die Luft ab, die er noch hat. Dieses künstliche Bisschen, das sie in ihn hineinpressen.

Alles in Ordnung? Er nickt.

Soll ich dir aus der Zeitung vorlesen?

Er lässt Sebastian gewähren. Versucht sich zu konzentrieren auf ein Geschehen, das außerhalb von ihm ist. Außerhalb seiner Sterbezone. Da, wo das Leben weitergeht, wie man so sagt. Und er stellt fest, wie weit das schon von ihm weg ist. Flüchtlinge kommen, hört er. Es sind viele, mehr als bisher. Sie brauchen das Nötigste zum Überleben, Dächer über dem Kopf, Betten, Essen, etwas Warmes. Wir sind ein reiches Land, liest ihm Sebastian vor …

Er erschrickt nicht wegen der Vielen, die kommen, das geht ihn nichts mehr an. Er erschrickt wegen des Reichtums, in dem er gelebt hat. Es ist ja wahr, er ist reich! Zwar hinterlässt er nur ein bescheidenes Haus für seine vier Kinder, und eine Pfarrerpension ist kein Spitzengehalt. Aber dies hier, sein Sterben, ist seit zwei Monaten schon ein Sterben de luxe. Er weiß nicht, was ein Tag in dieser komfortablen Sterbezone kostet, wo man ihn medizinisch, hygienisch, pflegerisch, diagnostisch mit dem äußersten Aufwand betreut. Er weiß nur, dass es viel sein muss. Tausend Euro? Mehr? Wie viele Menschen beschäftigen sich Tag für Tag mit ihm, seinem Körper? Geschultes, bestausgebildetes Personal, das sich mithilfe der fortschrittlichsten Technologie der Verlängerung seines Lebens, nein, das schon nicht mehr, seines Sterbens widmet. Hat er darum gebeten? Doch er nimmt es in Anspruch. Das ist fürchterlich. Wie soll er damit vor Gott bestehen? Er denkt darüber im Ton seiner Predigten, in denen oft von der Armut, dem Teilen, der Brüderlichkeit die Rede war. Eher geht ein Kamel durch ein Nadelöhr, ehe ein Reicher ins Himmelreich kommt. Er hat niemals daran gedacht, dass da von ihm die Rede ist. Sein Leben lang hatte er eine Bedürfnislosigkeit gepflegt, die die Geliebte manchmal bizarr genannt hat. Und nun dies. Sein Sterben in der Komfortzone einer reichen Weltminderheit, zu der er qua Diener der Kirche in diesem

Land gehört. Er will nicht durch dieses Nadelöhr. Er denkt sich einen Flüchtling, der an sein Bett tritt und den Stecker der Beatmungsmaschine zieht.

Sie kommen, um uns den Stecker zu ziehen, denkt er und ist tief einverstanden damit. Haben wir etwa geglaubt, dass es Lebensverlängerungsmaschinen für alle geben kann? Personalschlüssel wie hier, wo sich, er weiß nicht wie viele rund um die Uhr um einen Todgeweihten kümmern? Und wer bin ich, der zu sein, um den sie sich bemühen? Er versucht zu denken: Sie sind doch froh, dass sie Arbeit haben mit mir und dafür (nicht von mir!) bezahlt werden. Etwas ist richtig an dem Gedanken, und etwas ist grundfalsch daran. Irgendein Undurchschaubares, das sein ganzes Leben durchwirkte, hat dahin geführt, dass es jetzt so mit ihm gekommen ist. Ich hätte eher damit anfangen sollen, es durchschauen zu wollen, denkt er, als mein Kopf noch klarer war, noch nicht so morphiumbenebelt und ruhiggestellt. Ich hätte dieses Gewebe von nicht durchschauten Ursachen und nicht begriffenen Wirkungen, in das ich selbst mit verwoben gewesen bin, zerreißen sollen, solange ich Kraft dazu hatte. Bedürfnislosigkeit genügte nicht, soviel ist klar. Sonst wäre es nicht mit mir dahin gekommen, wo ich bin. Er erinnert sich dunkel daran, dass man das Unbegriffene, an das er denkt, Kapitalismus nennt, weiß aber nicht genau, ob es das ist, was er meint. Er hat das Begreifenwollen immer auf später verschoben. Später ist jetzt. Und siehe: Die Lösung ist nah! Sie kommen, die uns den Stecker ziehen. Alles wird wieder einfach und analog! Die Bildschirme verfinstern sich. Flugzeuge fallen vom Himmel. Der Autoverkehr steht, Stoßstange an Stoßstange. Man geht wieder zu Fuß. Beleuchtungen erlöschen. Die Nacht wird wieder Nacht. Es wird sehr still auf der Welt. Man hört wieder die Vögel. Und für die unheilbar Kranken gibt es ein rasches Hinübergehen …

Vater, hörst du noch zu?

Er öffnet die Augen. Er nickt. Er hat eine Vision gehabt. Keinen Traum. Er fühlt sich erhoben. So wach, wie er lange nicht war.

Willst du lieber schlafen?

Lies weiter.

Alles, was er jetzt erfährt, kommt mit der Macht einer Vision zu ihm. Wie Mose steht er auf dem Berg und sieht in das Land einer Zukunft hinüber, die nicht mehr seine ist. Er wundert sich nicht darüber, dass es exakt sein Tod ist, mit dem sie beginnt. So muss es sein. Die Trennlinie, die Zukunft und Vergangenheit scheidet, führt mitten durch ihn hindurch. Eine Zeitenwende. Die Welt, in der er gelebt hat, löst sich von der Gegenwart ab und wird Vergangenheit. Neue Menschen ersetzen die alten, sie kommen in einem langen Zug, und aus Fremden werden Einheimische. Neue Einheimische. Du törichtes, unweises Volk, spricht Mose zu den alten. Verkehrtes und verdrehtes Geschlecht, dem es an Rat gebricht. Und er ist einer von ihnen gewesen, den alten Einheimischen, er hat das eben vergehende Leben mit ihnen gelebt. Es war auch sein Leben, die Welt, in der er heimisch war. Sie soll neu werden, hört er. Offener. Spannender. Bunter. Er weiß nicht, was damit gemeint ist, doch das versteht er gut: dass die Notleidenden sich auf den Weg gemacht haben, um die zukünftigen Einheimischen in einem Land zu werden, in dem selbst das Sterben so komfortabel wie seines vonstattengeht. Es tut ihm nur leid um die alte Welt, das alte Leben, das er geliebt hat. Kirchgang und Barockmusik. Die Feste. Das schöne Ineins von Weihnachten und Winter, Ostern und Frühlingswehen. Die selbstverständlich miteinander geteilte Sprache, in der so vieles mitschwang, was nicht erklärungsbedürftig war. Und alle die anderen Selbstverständlichkeiten, Gewohnheiten, Übereinkünfte, die eine gewisse Einträchtigkeit der Menschen hervorbrachten und unveränderlich schienen. Er hofft so sehr für die Zukünftigen, dass Einiges davon bleibt. Lässt sich das vielleicht einrichten, Gott?

Er versucht, eine Hand zu heben: Das genügt.

Es hat ihn angestrengt, Visionen zu haben. Eine Welt stirbt mit ihm, so viel scheint sicher. Aber ist das nicht immer so, wenn der Weltmittelpunkt stirbt, der ein Jeder für sich ist? Er braucht jetzt Ruhe zum Nachdenken, fühlt aber, dass ihn die Kräfte dazu verlassen.

Interessiert dich das nicht?

Doch, doch.

Wenn du wieder zu Hause bist –

Lass das jetzt!

Gib nicht auf! Du kommst wieder nach Hause! Du musst darum kämpfen! Streng dich an! Du musst es wollen! Du schaffst das!

Er schließt die Augen und bewegt leicht den Kopf.

Nein? Was soll das heißen: Nein? Natürlich schaffst du das, wenn du es nur willst! Wir beide schaffen das! Ich habe es dir versprochen! Wir haben das doch schon einmal geschafft! Du musst kämpfen wie damals vor zehn Jahren! Ich kann das nicht allein für dich tun! Du musst mitmachen! Gib dich nicht auf!

Er spürt die wachsende Verzweiflung in Sebastians Worten. Und er spürt die Gewalt darin. Er spürt, sein Sohn würde ihn schlagen, wenn er es dürfte und es auch nur im Geringsten zielführend wäre. Es ist dieselbe Gewalt, die immer schon zwischen ihnen war. Sie haben einander Gewalt angetan. Der Vater dem Sohn und der Sohn dem Vater. Und sie haben beide niemals verstanden, warum. Er versteht es auch jetzt nicht. Alles, was er versteht, ist die Verzweiflung, mit der Sebastian gegen ihn wütet.

Kämpf doch! Kämpfe! Warum kämpfst du nicht?

Er steht vor ihm. Er ist sechzehn Jahre alt. Er ist kleiner als er, doch muskulös und stark. Er tänzelt wie ein Boxer, der seinen Gegner herausfordert. Warum kämpfst du nicht? Ich weiß, warum du mich nicht mehr schlägst. Du hast begriffen, dass ich jetzt stärker bin als du. Rühr mich noch einmal an! Dann bist du es, der sein blaues Wunder erlebt. Verstanden? Er taumelt. Er hat getrunken. Blickt auf seine Faust, die erhoben ist, die weißen Knöchel, als gehörte diese Faust einem Anderen. Das kann nicht er sein, der sie gegen seinen Sohn erhebt. Man denkt, man hat ein Kind, aber man hat einen Mann gezeugt.

Gib nicht auf! Du schaffst das! Ich weiß es! Du kannst das schaffen!

Er bewegt seinen Kopf. Nein.

Er weiß um die geballten Fäuste, mit denen sein Sohn jetzt an seinem Bett steht.

Streng dich an! Du musst dich anstrengen!

Man denkt, man hat einen Mann, aber man hat ein Kind gezeugt. Und unter all den aufpeitschenden Parolen, die Sebastian ihm zumutet und die nicht enden wollen, hört er einen anderen Text: Bleib bei mir! Verlass mich nicht! Er hört die längst verklungene Kinderstimme, die den alten Pakt beschwört: Ich lasse dich nicht allein. Aber du darfst mich auch nicht allein lassen.

Papa? Hörst du mich noch?

Er nickt. Er öffnet die Augen. Er sieht, dass Sebastians Gesicht schweißglänzend ist und erschreckend blass. Er begreift, dass dieser Zweikampf ihn über die Maßen angestrengt hat. Ich kann nicht mehr, hört er ihn sagen. Ich glaube, ich muss mal was essen. So eine Art Unterzucker. Ich lass dich mal kurz allein.

Er möchte ihm sagen, wie leid es ihm tut, dass er sterben muss. Dass nur der Tod ihn davon abbringen kann, bei ihm zu bleiben. Dass man den Tod nicht bezwingen kann und dass es kein stärkeres Band gibt, das ihn mit dem Leben verbindet, als seine Liebe für ihn. Er möchte ihn segnen, wie Jakob seine Söhne gesegnet hat. Er möchte ihm sagen, dass auch ein missratendes Leben ein gesegnetes Leben sein kann und dass kein Mensch auf der Welt das Urteil darüber spricht, sondern Gott.

Später wird er eine Pflegerin sagen hören, wie verantwortungslos das gewesen sei, wie schockierend, dass ein Sohn seinen Vater in diesem Zustand so strapaziert. Kaum zu glauben. Man habe überlegt, ob man ihn hinauswerfen solle. Aber er sei dann ja zum Glück von selber gegangen.

Die Geliebte ist fertig mit dem Johannesevangelium, und er lebt immer noch. Tatsächlich waren es mehr als einundzwanzig Tage, weil er immer wieder im

Tiefschlaf war, häufig für mehrere Tage. Jedes Mal ging ein Sauerstoffnotstand voraus, ein vollkommener Kollaps seiner Lungen, der sich wie Sterben anfühlt. Das Schlimmste dabei ist die Angst vor dem Ersticken. Sie ist nicht beherrschbar. Eine Angelegenheit seiner Physis, seiner Reflexe, seines vegetativen Systems, auf das sein Geist keinen Einfluss hat. Man weiß auch nicht, ob die Angst vom Ersticken kommt oder das Ersticken von der Angst. Es geschieht, und es geschieht immer öfter. Man könnte ihn ebenso gut im Koma belassen wie ihn wieder herauszuholen. Aber er weiß, dass Sebastian das nicht zulässt. Er hat die Vollmacht. Er entscheidet. Die Ärzte, so nimmt er an, fürchten Sebastian. Sie fürchten Rechtsstreitigkeiten nach seinem Tod, Skandale, schlechte Presse und das, was Ärzte am meisten fürchten, die Schädigung ihres Rufs. Also tun sie alles, um das flackernde Flämmchen des Lebens in ihm nicht erlöschen zu lassen. Ist er einverstanden damit? Er muss nicht einverstanden sein, es geschieht auch so. Doch die Wahrheit ist: Er ist es. Die Sonde nagelt ihn aufs Bett. Die vielen Schläuche und Zugänge fesseln ihn zusätzlich daran. Und selbst wenn er, dank des Morphiums, keine schwer erträglichen Schmerzen hat, ist es doch ein hundertprozentiges Nichtwohlgefühl, das ihn beherrscht. Es gibt keine Erlösung davon. Keine Erleichterung. Kein tiefes Atemholen. Keinen frischen Schluck zur

Abwechslung. Kein Lockern seiner Muskeln. Kein Strecken. Kein Räkeln. Kein Kratzen, wo es ihn juckt. Kein Räuspern. Kein Stöhnen. Kein Schütteln. Kein Ausspucken. Das Nichtwohlsein ist total. Es gibt keinen Nerv in ihm an keiner Stelle, der etwas anderes als Nichtwohlsein empfindet. Schlaf. Schlaf ist die einzige Erleichterung, die er hat. Dennoch ist es ihm tief recht, davon ausgehen zu können, dass er wieder aufwacht, solange Sebastian auf ihn achtgibt.

Eines Abends, nach einem besonders qual- und unruhevollen Tag, hört er bei geöffneter Tür, wie auf dem Flur die Geliebte zu der Stationsärztin sagt: Lassen Sie ihn doch einschlafen! Ich meine nicht für immer, fügt sie sofort hinzu. Nur dass er sich nicht so quälen muss.

Er ist empört. Sie ist nicht seine Sprecherin. Sie ist nur seine Geliebte. Für Fragen des Lebens und Sterbens ist Sebastian zuständig. Die Geliebte hat kein Mandat.

Habe ich richtig verstanden? Du hast ›nur‹ gesagt? Sie ist ›nur‹ deine Geliebte?

So habe ich es nicht gemeint.

Ich habe es dir bis jetzt durchgehen lassen.

Was, Herr?

Dass du die Liebe kleindenkst, mit der ich dich gegen Ende deines Lebens beschenkt habe. Warum tust du das?

Ich ertrage es nicht. Darum.

Was erträgst du nicht?

Das Scheiden.

Du hast es gewusst. Von Anfang an. Als sie dir vor Jahren begegnete, warst du schon richtig krank. Keine beträchtliche Lebenserwartung mehr. Und wenn wir ehrlich sein wollen, dann saß der Tod doch immer auf eurer Bettkante.

Das tat er. Und sie hat es auch gewusst. Ich denke sogar, sie hat ihn da manchmal sitzen sehen und ihm kurz zugezwinkert. Es sähe ihr ähnlich.

Und du? Hast du ihn auch gesehen?

Immer, Herr. Aber …

Aber?

Ich weiß nicht genau, wie vertraut du mit den leidenschaftlichen Aspekten der Liebe bist.

Mir ist nichts verborgen, das kannst du mir glauben. Und ich verrate dir sicher nichts Neues: Der Tod sitzt immer mit auf der Bettkante. Er treibt eure Lust an, befeuert sie, reizt euch zum Äußersten. Wenn ihr Zeit hättet, unbegrenzt, würdet ihr euch, wie im Leben so auch im Bett, buchstäblich zu Tode langweilen. Du siehst, wie notwendig er für euch ist. Das Salz an eurer Suppe. Dauer ist fade.

Aber man wünscht sie so sehr. Man begehrt doch dagegen auf.

Die Leidenschaft ist das Aufbegehren. Jetzt bezahlst du den Preis für das Gewährte.

Und sie.

Natürlich. Sie bezahlt ihn auch.

Das quält mich, wenn ich sie sehe. Ich fürchte, dass ich ein Unrecht an ihr begangen habe, als ich sie zu meiner Geliebten machte.

Du machtest sie – das sagt ein Mann so leicht. Von meiner Mitwirkung sehen wir einmal ab. Aber war nicht auch sie es, die dich zu ihrem Geliebten gemacht hat?

Das war schön. Sie versuchte mich zu verführen. Herrgott, wie ich das genossen habe. Im Grunde wollte ich das immer, von einer Frau verführt werden. Und sie war so reizend. Versuchte es wieder und wieder.

Du wiesest sie ab.

Selbstverständlich. Sie war gerade Witwe geworden. Ich respektierte das.

Was höre ich? Du respektiertest? Sagtest du eben nicht, wie gut es dir gefiel, dass sie um dich warb?

Das stimmt. Es war beides im Spiel, Respekt und Gefallen.

War das nicht kleinlich von dir, um nicht zu sagen etwas spießig, dass du ihr eine Art Trauerjahr verordnetest, obwohl du wusstest, dass sie gar nicht trauerte?

Ach, es gehörte zum Spiel. Es war wunderbar. Ich denke, es war die glücklichste Zeit meines Lebens, als ich entdeckte, dass wir uns ineinander verliebten. Lass mir ein paar Augenblicke, um mich zu erinnern …

Erinnerst du dich auch an eure erste Begegnung? Seit der Marquise von O., die den Mann ihres Herzens zum ersten Mal traf, als er sie vergewaltigte, habe ich selten ein skandalöseres Arrangement für ein zukünftiges Liebespaar getroffen. Es war am offenen Sarg ihres Mannes, wo ihr euch begegnetet. Sie wollte, dass du ihn siehst, bevor ihr das Gespräch zur Vorbereitung der Beerdigung führtet. Sie sagte: Sehen Sie ihn an. Er verheimlicht nichts mehr. Er verheimlicht alles, sagtest du.

Ich erinnere mich an das Gesicht des Toten. Es war ein junges Gesicht, obwohl der Mann Ende fünfzig war. Ein Gesicht, von dem der Tod die Spuren des Lebens getilgt hatte. Einfach weggewischt. Sie wandte sich an den Bestatter. Machen Sie den Deckel drauf, sagte sie … Sie gab mir nur Daten. Ein erfolgreiches Leben. Studium. Promotion. Geschäftsgründung. Rotary Club. Geburt einer Tochter etc. Als wenn sie gar nicht dabei gewesen wäre. Und wer war er für Sie, fragte ich, wie ich es die Hinterbliebenen immer gefragt habe. Sie antwortete zunächst nicht. Es ging nicht gut aus, sagte sie schließlich. Ich dachte mir, sie spräche von ihrer Ehe. Was ging nicht gut aus?, fragte ich. Und sie sagte: sein Leben … Er war ganz plötzlich gestorben. Einfach umgefallen. Der leichteste Tod, den man sterben kann. Ich wies sie darauf hin. Er hätte leiden sollen, sagte sie. Er hat niemals gelitten.

Das hat dich beeindruckt.

Ich gebe es zu.

Erstens: Das war eine Anmaßung. Zweitens sprach sie doch von der Ehe, die sie geführt hat. Sie sprach von sich selber, wie ihr es immer tut, wenn ihr über das Leben anderer Menschen ein Urteil fällt. Sie war es nämlich, der etwas gefehlt hat. Doch das bekommt sie jetzt. Einen Mann, der ausgiebig leidet. Es ist wahr, manche sterben schnell. Aber du hast keine Ahnung von dem, was sich in der Sekunde vor ihrem Erlöschen zusammenballt, wie viel Schmerz, wie viel Entsetzen, wie viel tödliche Erschrockenheit. Ich weiß es. Und ich sage dir: Alle von ihnen wünschen sich ein längeres Sterben. Zeit dafür, wie ich sie dir lasse. Ich hoffe, dass du mir jetzt nicht mit Gerechtigkeitsfragen kommst. Nur so viel: Es gibt kein Konto, keine Buchführung bei mir. Keine Bilanzierungen von Glück und Leid. Und in der Ewigkeit, glaub mir, wird nichts zugerechnet. Dort sind alle Summen unendlich, so sehr ihr auch auf einen Ausgleich hofft. Vor allem für die Großen Bösen hofft ihr darauf, die Entsetzlichen, die Giganten der Leidensverursachung. Ich weiß, dass es schlechthin nicht hinnehmbar für euch ist, doch sie ruhen genauso sanft wie alle die anderen. Ihre Verdammnis besteht allein im fortzeugenden Fluch ihrer Taten. Es tut mir leid, dass ich keine bessere Nachricht für dich habe.

K e i n e G e r e c h t i g k e i t ???

Gerechtigkeit ist ein Begriff aus eurem Diesseits. Ihr pflegt ziemlich viel Schindluder damit zu treiben.

Aber es kann doch nicht alles gleichgültig sein!

Wer spricht davon, dass es gleich gilt, was einer tut? Waren wir beide nicht schon weiter miteinander? Willst du mir ausweichen? Wir sind in deiner und meiner Geschichte. Außerhalb unserer Geschichte triffst du mich nicht an. Begreifst du das nicht?

Aber es gibt doch größere Geschichten als meine. Es gibt d i e Geschichte.

Selbstverständlich. Ihr alle kommt darin vor.

Und du? Bist du nicht auch ein Teil davon?

Aber natürlich.

Wie kannst du zulassen, was darin passiert?

Ihr lasst zu. Ihr seid liebedienerisch. Feige. Korrupt. Interessengelenkt und nur allzu konsensbereit, wo schlimmstes Unrecht geschieht.

War ich das auch?

Bedauerlicherweise.

Ich versuchte, mich herauszuhalten. Politisch abstinent zu sein, soweit das möglich war. Da, wo ich herkomme, riet man mir früh dazu: Wo du nicht bist, ist die Welt. Sie ist böse. Lass dich nicht verführen. Halt dich da raus.

Es war nicht möglich. Das weißt du doch. Es ist nur einem gelungen.

Wem?

Muss ich dir das sagen? Meinem Sohn. Er war nichtfeige, war nichtkorrupt, nicht interessengelenkt und nicht konsensbereit. Es ist ausführlich darüber berichtet worden, auch von dir. Die größte Geschichte von allen war die, die ich mit i h m hatte. In ihr gab ich mich zu erkennen. Nirgendwo mehr als da. Du weißt, worauf es hinauslief.

Eine öffentliche Hinrichtung. Keine Hinrichtung kann öffentlicher sein als eine Kreuzigung. Sie hätten ihn auch köpfen können oder hängen. Doch du hast uns dieses Bild vor die Augen gestellt. Diesen gekreuzten Stamm, die ausgebreiteten Arme, das geneigte Haupt. Es gibt kein großartigeres Bild auf der Welt. Nichts Überwältigenderes, kein unauslöschlicheres Zeichen für unseren Geist –

Höre, das Kreuz ist kein Zeichen, kein Andachtsbild. Es ist eine Wirklichkeit. Er starb wirklich daran.

Das weiß ich.

Glaubst du? Es wird Zeit, dass du es erfährst. Komm. Es ist bald so weit … Hörst du das?

Du meinst den Choral? Der ist nur in mir. Ich kenne so viele Choräle. Die bringe ich einfach nicht aus dem Kopf. Sie kommen mir ständig zwischen meine Gedanken. Es ist eine Art Reflex.

Das muss dir nicht peinlich sein. Ich höre dir gerne zu … O Haupt voll Blut und Wunden … Das ist doch ergreifend. Gefällt mir. Sing ruhig innerlich weiter.

Jetzt hast du mich aus dem Konzept gebracht.

Macht nichts. Ruh dich lieber aus. Das steilste Stück des Weges haben wir noch vor uns.

Er hat wieder den Traum gehabt. Er kommt zu spät zu einer Beerdigung. Er hetzt durch Straßen, steigt in ein Taxi. Das Taxi hat Startprobleme. Alle Ampeln sind rot. Er hat vergessen, welcher Friedhof … Vor allem hat er vergessen, wer der Tote ist. Ich denke, ich werde ziemlich im Allgemeinen bleiben, sagt er sich, schon halb wach. Bei der Geschichte, die Gott mit jedem Einzelnen von uns hat. Wo habe ich noch kürzlich davon gehört?

Sein Fensterausschnitt zeigt einen so tiefblauen Himmel, dass er nicht weiß, ob Tag oder Nacht, Morgen oder Abend ist. Irgendetwas dazwischen. Ein Vogelschwarm fällt darin von oben nach unten und steigt kurz darauf wieder aus dem Bild. Zugvögelzeit. Er hat diese alte Empfindung: Er möchte mitfliegen. Aber er ist seit dem frühen Sommer gefangen. Gefangener kann man gar nicht sein, als er es ist. Wenn es das gäbe, wenn es so vorgesehen wäre, eine Seele, die fliegt, die sich aus dem Gefängnis des sterbenden Körpers befreit und weiß Gott wohin entschwebt – er wäre gern dabei.

An diesem Abend oder Morgen, was immer es ist, fühlt er sich seltsam erhoben. Es ist der Rausch, sagt er sich. Sie geben mir jetzt so viel Morphium, dass meine Seele in mir nicht mehr zu halten ist. Morphium, welch schönes Wort. Welch anbetungswürdiger Gott ist das mit Namen Morpheus. Man könnte glatt vom Glauben abfallen, um ihn zu verehren, den Gott des dunklen Rausches. Ich habe ihm immer gern gedient. Wie wunderbar, dass er jetzt kommt und mich in seinen Mantel hüllt.

Sein Herzschlag hallt in seinen Ohren. Er fühlt das Blut, wie es durch seine Adern fließt, ein warmer, anschwellender Strom, sein Herzblut. Die Geliebte ist da. Ihr Gesicht schwimmt in sein Blickfeld. Ihre Hand streicht über seine Brust. Die Liebkosung lenkt sein Herzblut da hin, wo er sie fühlt. Alles in ihm hebt sich dieser Liebkosung entgegen. Sein Kopf mitsamt der Apparate liegt in ihrer Armbeuge. Das ist so viel Umarmung, wie ihnen nur möglich ist. Ihr Gesicht ist nah über seinem, es ist nass von Tränen, die herabtropfen und auch sein Gesicht nässen, und sie spricht zu ihm. Plötzlich weiß er, dass dies ihr Abschied ist. Die Geliebte spricht für sie beide. Sie haben nur ihre Stimme, und er schweigt nicht dazu, sondern stimmt ohne Rest ein in das, was sie sagt. Sie spricht über das Glück, das sie miteinander erfahren haben. Die Momente vollkommener Hingabe, die sie geteilt haben. Das war sie, die ewige Seligkeit, hört er sie sagen. Und sie dauert nicht, fährt sie fort.

Sonst wäre es nicht die Ewigkeit. Alles, was dauert, muss enden.

Ja. Er hat nicht gewusst, dass es so beseligend einfach ist: Ewigkeit hat keine Dauer. Er kann ihr nicht antworten außer mit seinem Herzblut, dessen Flut steigt und steigt und sich ergießen will. Er weiß, was das bedeutet, und er will es. Er will, dass es so zu Ende geht. Gewähre mir das, Gott. Er will, dass sie nicht aufhört, und sie spricht immer weiter. Die Flut in ihm steigt. Es wird eng. Die Luft aus der Maschine findet keinen Raum mehr in ihm. Alles in ihm ist geflutet von seinem Herzblut, das steigt und steigt und ihn ganz ausfüllt. Ihre Stimme entfernt sich, wird immer leiser, bis nur noch die schrillen Signale der Maschine zu hören sind.

Sie kommen. Sie beugen sich über ihn. Machen sich an ihm zu schaffen. Da ist eine gewisse Aufgeregtheit um ihn herum. Sie geht ihn nichts mehr an. Er will jetzt schlafen. Er dreht sich auf den Bauch. Es geht ganz mühelos. Er ist so froh, dass er endlich zu Bett gebracht worden ist. Seine Mutter muss irgendwo sein. Sie deckt ihn zu, und er tastet nach seinem Einschlaftier. Er zieht es zu sich heran. Es ist ganz schlaff vor Weichheit, und der liebe Geruch, den es hat, das ist sein Geruch. Es ist ein Schäfchen. Er weiß, dass es ein anderes, ein richtigeres Wort dafür gibt. Er sucht danach, und er findet es. ›Lamm Gottes‹ ist das Letzte, was sein Gehirn ausformuliert.

Er ist immer noch in der Welt. Sein Dasein hat jetzt die Form der Trauer angenommen, die man für ihn trägt. Christina weint manchmal morgens früh unter der Dusche. Sie weiß, ihr wird nie wieder jemand so zuhören, wie es ihr Vater tat. Wo wohnt der Opa jetzt, fragt sein dreijähriger Enkel. Christina versucht zu erklären: Du weißt doch, wie wir auf dem Friedhof waren. Aber wo wohnt der Opa jetzt, beharrt der Kleine. Sie findet keine Antwort für ihn. Jan-Ulrich möchte ein anderer Vater für seine Kinder sein, als sein Vater es war. Er würde sie niemals schlagen und weiß trotzdem nicht, warum er manchmal so verzweifelt ist, wenn er daran denkt, was aus ihnen werden soll. Dabei sind sie gut geraten, und es gibt nichts, was man aus ihnen herausprügeln müsste. Sebastian arbeitet weiter an dem Projekt, die Fehler seiner Eltern durch seine eigene Ehe- und Kinderlosigkeit zu berichtigen. Er bleibt im Haus seines Vaters und trägt sich mit Renovierungsabsichten, für die er spart. Geld ist ein großes Thema für ihn. Er braucht ein Thema, das größer ist als die Trauer, die er nicht erträgt. Die Enkel sind noch zu jung, um die Erinnerung an ihren Großvater in eine fernere Zukunft zu tragen. Es wird nur ein paar Fotos von einem großen, schlanken Mann im Talar geben. Fotos genügen nicht. Die Geliebte umgibt sich damit in ihrer Wohnung. Ohne Hilfe der Fotos kann sie sein Gesicht nicht mehr vor sich sehen. Sie arbeitet hart daran, muss sich aber mit etwas zufriedengeben, was sie dennoch in sich trägt, seinem Wesen. Wenn sie es fühlt, weint sie sehr. Sie weint noch fast jeden Tag. Sie weint nicht aus Trauer oder gar Verzweiflung, sie weint vor Ergriffenheit. Sie weint, weil es das gab, dass er da war, bei ihr. Sie schläft in dem Bett, in dem sie mit ihm geschlafen hat. In der Nacht spricht sie mit ihm. Und sie weiß, was er antwortet. Sie hat manchmal etwas Angst, dass sie auf dem Weg ist, verrückt zu werden, weil sie hören kann, was er ihr sagt. Das wichtigste Wort, das er zu ihr spricht, lautet: Ja. Es ist ein einzigartiges Ja. Sie kann den Klang seiner Stimme darin vernehmen, selbst wenn sie es mit ihrer eigenen sterblichen Stimme nachspricht. Ja. Sie ist sicher, dass dieses Ja nicht von ihr selbst kommt, sondern ihr zugesprochen wird. Sie ist sich bewusst, dass das etwas neben der Normalitätsspur liegt, schließt aber nichts daraus, was die Existenz von Seelen im Jenseits betrifft. Oft denkt sie an ihr letztes Gespräch mit ihm. Ihre Entschlossenheit, ihn, wenn es sein soll, zu töten, indem sie Worte der Liebe zu ihm spricht. Sie hatte es auf dem Monitor über dem Bett sehen können: Seine Blutdruckwerte stiegen und stiegen, auch seine Pulsfrequenz, und der Sauerstoffsättigungswert seines Blutes sank. Er hat ihr mit seinem Blutdruck geantwortet. Sie nimmt das für eine Liebeserklärung der außergewöhnlichen Art. Mit Herzblut gegeben. Bekräftigt, indem er den Mund öffnete und wieder schloss und wieder öffnete, immerzu, wie ein Fisch auf dem Trockenen. Sie hat erst später begriffen, was das bedeutete: Ja! Ja! Ja! Sie erinnert sich, wie sein Blick sich von ihr ab- und woanders hinwandte und seine Pupillen sich immer weiter nach oben bewegten, bis fast nur noch das Weiße in seinen Augen zu sehen war. Und als die Ärzte kamen – Gott sei gepriesen, sie hatten an diesem Morgen noch einen anderen Notfall auf der Station, und es dauerte länger als gewöhnlich – da ging sie still hinaus, und als sie wiederkam, hatten sie ihn trotz der Probleme mit der Trachealsonde auf den Bauch gedreht, damit das gestaute Sekret aus den Lungen abfließen konnte. An jeder Bettseite hing ein Beutel, der sich mit trüber Flüssigkeit füllte. Und sie war erleichtert gewesen, dass er doch auf dem Bauch sterben durfte, obwohl sein schönes Gesicht in der Seitenlage wie eine groteske Gummimaske zusammengequetscht wurde und es ihr wehtat, das sehen zu müssen. Er starb im tiefen Koma ein paar Tage später. Wenn sie nicht schlafen kann, dreht sie sich selbst auf den Bauch, umarmt ihr Kopfkissen und fühlt so etwas wie ein kindliches Beisichsein. Bei schönem Wetter fährt sie manchmal zur Klosterkirche. Wenn die Sakristei nicht verschlossen ist, tritt sie heimlich ein, steht vor der Tafel mit den Namen der Äbte und Prediger durch die Jahrhunderte und streicht leicht mit dem Finger über den vorletzten. Solange sie am Leben ist, wird es noch einen Ort geben, in ihr, wo sein Gewesensein aufbewahrt ist. Und danach? Sie hat sich entschlossen, wenn schon kein Wiedersehen – mit welchen Augen sollten sie einander erkennen? – so doch ein Wiedervereintsein in Betracht zu ziehen. Sie ist der Meinung, dass Gott, der ihr diese Liebe eingegeben hat, es ihr geradezu schuldig ist, das zu arrangieren. Und sie hofft sehr, dass er einen Plan dafür hat.